古醫籍稀見版本影印存真文庫

神灸經綸

清·吴亦鼎 編

中醫古籍出版社
Publishing House of Ancient Chinese Medical Books

圖書在版編目（CIP）數據

神灸經綸 /（清）吴亦鼎編 . — 北京：中醫古籍出版社，2015.9（2024.7 重印）

（古醫籍稀見版本影印存真文庫）

ISBN 978-7-5152-0853-4

Ⅰ . ①神…　Ⅱ . ①吴…　Ⅲ . ①針灸療法—中國—清代　Ⅳ . ① R245

中國版本圖書館 CIP 數據核字（2015）第 093434 號

古醫籍稀見版本影印存真文庫
神灸經綸　清・吴亦鼎　編

責任編輯　黄　鑫
封面設計　張雅娣
出版發行　中醫古籍出版社
社　　址　北京市東城區東直門内南小街 16 號（100700）
電　　話　010-64089446（總編室）010-64002949（發行部）
網　　址　www.zhongyiguji.com.cn
印　　刷　北京市泰鋭印刷有限責任公司
開　　本　850mm × 1168mm　32 開
印　　張　16.5
字　　數　108 千字
版　　次　2015 年 9 月第 1 版　2024 年 7 月第 3 次印刷
書　　號　ISBN 978-7-5152-0853-4
定　　價　68.00 圓

國家古籍出版

專項經費資助項目

神灸經論

據清咸豐三年古歙吴氏刊本影印原書版框高一八二毫米寬一三五毫米

出版説明

中醫藥學是中華民族優秀傳統文化的重要組成部分，是我國醫學科學的特色，也是生命科學中具有自主創新優勢的領域。歷代存留下來的中醫典籍是我國寶貴的文化遺産，其承載着中華民族特有的精神價值、思維方法、想象力和創造力，是中醫藥科技進步和創新的源泉。對中醫古籍進行保護與整理，即是保護了我國全部古籍中的一個重要的組成部分。

《古醫籍稀見版本影印存真文庫》在全面調查現存古醫籍版本情况的基礎上，遴選出五十餘種具有較高學術價值、文獻價值的古醫籍，對其稀見的版本進行搶救性地挖掘整理，其内容涵蓋中醫臨床内、外、婦、兒、針灸、五官各科及基礎理論等領域。這些版本多爲亟待搶救的瀕危版本、珍稀版本、孤本、善本，或者曾經流傳但近幾十年來世面上已很難見到的版本，屬於讀者迫切需要掌握的知識載體，具有較大的出版價值。爲方便讀者閱讀與使用，本叢書整理者對所遴選古籍的版本源流及存世狀況進行了考辨，撰寫了提要，簡介了作者生平，評述了著作的學術價值；爲避免在整理過程中出現各種紕漏，最大限度地保留文獻原貌，我社決定採用影印整理出版的方式。

此次所選書目具有兩個特點：一是以學術性和實用性兼顧爲原則，選擇凝結歷代醫藥學家獨到理論精粹及豐富臨床經驗的精品力作，突出臨證實用，并且充分注重各類中醫古籍的覆蓋面，除了喉科之外，其余各類均有涉及；二是選擇稀見版本，影印出版，不僅可以避免目前市場上古籍整理類書籍魚目混雜、貽誤后學之弊，而且能够完整地體現歷史文獻的真實和完整性，爲讀者研習中醫提供真實的第一手資料。該叢書對於保護和利用中醫藥古籍，發揚和傳承中醫藥文化，更好地爲中醫藥科研、臨床、教學服務具有重大的意義。

我社自二十世紀八十年代成立以來，陸續出版了大型系列古籍叢書，影印的有《中醫珍本叢書》《文淵閣四庫全書醫家類》《北京大學圖書館館藏善本醫書》《海外回歸中醫古籍善本集萃》《中醫古籍孤本大全》等，自出版后廣受學界和藏書機構歡迎。實踐證明，以影印爲基礎進行文獻開發，不僅符合學術研究和收藏需要，而且操作性更强，對促進文獻批露意義重大。

在編輯過程中，我們遵循《古醫籍稀見版本影印存真文庫》的編輯規範，進行了嚴格地查重，并查核原書，爲每種圖書制作了新的書名頁，重新編目，讓讀者一目了然。爲了讓讀者真真切切感受古籍的原汁原味，我們對前言和目録均採用繁體竪排形式。需要説明的是，所收珍本中有缺卷或缺頁的情况，由於這些珍本基本上没有復本，我們没有進行配補，僅作了相應的標注，也留下了些許遺憾，敬請廣大讀者諒解。

中醫古籍出版社

二零一五年九月

前言

本書爲清代安徽歙縣名醫吴亦鼎（硯丞）所編，灸法專著，成書於清咸豐元年。吴氏鑒於醫者對艾灸療法不夠重視『惜近世醫流學焉者寡，治鍼者百無一二，治灸者十無二三，惟湯液之治比比皆然』，遂撰該書專門介紹灸法，他指出艾灸療效『補湯液所不及，其功效豈淺鮮哉！』，並重點強調艾灸的獨特療效『其要在審穴，審得其穴，立可起死回生』。

全書四卷，詳列蓄艾、用艾、灸忌以及十二經及奇經八脈的循行徑路。每一經絡，採用歌訣體式，頗便記憶，並有附圖。另有按病分類的灸治法等。卷一參考《醫宗金鑒·刺灸心法》，介紹灸法基本知識、經絡循行、五俞、骨度、周身名位等；卷二載十四經穴歌訣及圖；卷三為內科證治，分述證治本義、傷寒脈證、中風證治及灸法等；卷四為手足、二陰、婦人、小兒、外科證略及灸治。

本書流傳甚少，現存清咸豐三年（一八五三年）古歙吴氏刻本，該本爲安徽歙縣名醫張一帖家藏，由李濟仁教授捐獻付梓。有關灸法的專著較少，本書不失爲一部有獨特風格的著作，爲保存古籍原貌，内容不予更動。應讀者需要，現予影印。

中醫古籍出版社

目録

叙

書之有叙，叙書之本末與作
書者之意，因以俾觀者開卷
而得其要領也。近世好名之人
每多倩他往往假重名流贊揚
數之叙於篇首以為榮之乃非

吾人為敘不妥吾書之不為言
宜會不厭使吾書果切於民
生日用時有不脛而走矣何用
敘為蔡研丞集神灸一冊請
述古之詞布帛粟蘇之云也
無庸待人為之敘然為予又

易為足叙正以生之平治無
奇不為金玉錦繡而為布帛
粟藉通至意足以衛生用貨
活足以濟世至中稱應論治
按穴指俞有條不紊實為尋
常日用之不可缺者孝漢也

武技三十六家皆生之星傳
又別為一家之名之曰神家
經編代謀授諸劉硯丞以
貽諸大雅通瀍未遑會合
陽也是乃仁術也有陸宣公退
居閒暇每好祈疏方書日以

自課子集是編上程行古之志歌之有同善者亦得余何辭所好是書叙

旹

咸豐三年歲在癸丑暮春之初浦帆老人吳建綱書

桂仙石山房

引言

嘗聞古之醫者識天時知氣運通四診之精微熟諸經之奇正洞見垣一方人神乎伎矣故自靈素傳書難經發難其文淵深古奧義理無不包括誠爲金匱之秘冊壽民之寶籙後人得其一二意旨遂以名家但其書有論無方特示人以大經大法令後學心領而神悟惟鍼灸之治語焉必詳

以鍼灸有定穴不得不辨明經絡指示榮俞使後之業此者得按經而取穴也以是知古聖人贊化調元躋生民於壽域何其用心之細而立法之密歟夫鍼灸由來久矣靈樞爲鍼灸之宗本自後明醫輩出殆且百家如扁鵲倉公張機元化以及東垣河間丹溪諸賢此皆名之最著者無不各有著述發明先聖之經義秦漢而下代有

傳人至明有越人張會卿集諸家之要旨著爲類經而鍼灸之學益顯然猶有未盡者惟我

國朝纂宗鑑一書爲醫林之總滙如衆水之歸宗其言鍼灸審穴分寸的無差謬誠哉卓越千古惜近世醫流學焉者寡治鍼者百無一二治灸者十無二三惟湯液之治比比皆然是豈湯液易而鍼灸難歟非

也凡人受天地之氣以生莫不具有經絡臟腑其中病也或在經在絡入腑入臟則必待明經絡臟腑者方可以去病豈爲湯液者可舍經絡臟腑而別爲治乎吾知必無是理也然則何爲治此者多而習彼者寡蓋以湯液之治易於藏拙其用柔而取效可緩卽彼讀湯頭記本草者遂可以醫名若夫鍼灸之治苟不明經絡兪穴無從

下手且其用剛而得失易見人之不樂爲此而樂爲彼者由此故也不知鍼灸湯液其爲用不同而爲醫則一也獨是用鍼之要先重手法手法不調不可以言鍼灸法亦與鍼並重而其要在審穴審得其穴立可起死囘生所以古人合而言之分而用之務期於中病而已矣是編置鍼言灸非以鍼難而灸易以鍼之手法未可以言傳

灸之穴法尚可以度識也苟能精意講求由灸而知鍼由鍼而知道紹先聖之淵源補湯液所不及其功效豈淺鮮哉爰命孫雲路草訂成編以爲家藏備要云爾

旹

咸豐元年歲次辛亥仲秋月古歙吳亦鼎

硯丞氏自誌

神灸經綸目錄

第二卷

神灸經綸卷之一

古歙吳亦鼎硯丞編輯

說原

粤稽古昔療民疾病有醫藥而無方書素問辨症論治經絡詳明靈樞多言鍼灸温涼補瀉法畧而用神自秦漢以下方書出而鍼灸之治鮮有傳人原鍼有九視病之輕重虛實用以手法刺淺刺深呼吸運動之間須要醫者與病人息息相通方能愈病非神而明之者莫能窺其奥旨灸法要在明症審穴症不明則無以知其病之在陽在陰穴不審則多有誤於傷氣傷血必精心體究然後可收灸治

之全功而見愈病之神速也凡人之血氣精神所以奉生而週於性命者也氣有阻逆則陽脉不和而神無所守血有凝滯則陰脉不和而精日有虧內傷於七情外感於六氣皆足為氣血病灸者溫煖經絡宣通氣血使逆者得順滯者得行誠前聖之妙用而惠人於無窮也且有風寒卒中危在須臾用藥有所不及灸得其要立可回生醫家取效見功莫過於此者後人難在取穴遂與鍼法並廢而不究心至病有可生而無生之之法任其枉死良可悲也夫灸取於火以火性熱而至速體柔而用剛能消陰翳走而不守善入臟腑取艾之辛香作炷能通十二經入三陰理

氣血以治百病效如反掌學者不可不知也

蓄艾

凡物多用新鮮惟艾取陳久者良以艾性純陽新者氣味辛烈用以灸病恐傷血脉故必隨時收蓄風乾淨去塵垢搗成熟艾待三年之後燥氣解性温和方可取用用時復以手細揉堅團作炷或大或小臨症隨宜酌用庶無有悞

下火

灸法下火宜用陽燧火珠承日取太陽之火其次用線香火或麻油燈蠟燭火以艾莖燒點於炷艾潤灸瘡至愈不痛也其戛金擊石鑽燧入木之火皆不可用邵子云火無

體因物以爲體金石火傷神多汗桑火傷肌肉柘火傷氣脉棗火傷肉吐血橘火傷營衛經絡榆火傷骨失志竹火傷筋損目南齊書載武帝時有沙門從北齊賷赤火來其火赤於常火而小云以療疾貴賤爭取之灸至七炷多驗吳興楊道慶虛疾二十年灸之即瘥咸稱爲聖火詔禁之不止不知此火何物之火也故灸病下火最宜選慎若急卒驚惶取用竹木之火非徒無益而反有損人以爲灸無功效而不知用火之過慢也

坐向

古法灸病令病人春坐東向西夏坐南向北秋坐西向東

冬坐北向南後八易要春向東夏向南秋向西冬向北順迎四時之生氣理爲近似然準此爲定向盡人所同但人各有定命各有五行生尅制化不若遵　憲書九宮男女定命坐旺迎生爲準的如一宮立命乾兌爲生坎爲旺坐坎向乾或向兌皆爲生旺互用二宮立命離爲生坤艮爲旺三四兩宮立命坎爲生震巽爲旺五宮立命男寄於艮女寄於坤生旺與二八兩宮同六七兩宮立命坤艮爲生乾兌爲旺八宮立命生旺同二宮九宮立命坤艮爲生離爲旺照此安定坐向炎之乃有神驗

點穴分寸

千金云人有老少體有長短膚有肥瘦皆須精思度量準而折之法以男左手女右手以中指第二節屈指兩紋尖相去爲一寸童稚亦如之取稻稈心量或薄篾量皆易折而不伸或以細繩蠟用亦可凡點穴皆要平正四體無使歪斜灸時恐穴不正徒壞好肉爾若坐點則坐灸臥點則臥灸立點則立灸反此則不得眞穴矣

早晚次序

天有陰陽日分晝夜陽生於子而盡於午陰生於午而盡於子人身之陰陽亦與之應故灸法從陽必取陽旺之時以正午下火爲最善正時既得次第須分如上下皆灸先

灸上後灸下陰陽經皆灸先灸陽後灸陰若顛倒錯亂則輕者重淺者深致多變症

灸病吉日

丁卯　庚午　甲戌　丙子　丁丑　壬午　甲申

丙戌　丁亥　辛卯　壬辰　丙申　戊戌　己亥

庚子　辛丑　甲辰　乙巳　丙午　戊申　壬子

癸丑　乙卯　丙辰　己未　壬戌

成日　開日　執日　天醫日

忌辛未扁鵲死日　男忌除日　女忌破日

四季人神所在禁忌

神常在心　春在左脇　秋在右脇　冬在腰　夏在臍

逐日人神所在

初一日足大指　初二日外踝　初三日股內　初四日在腰　初五日在口　初六日在小手小指　初七日在內踝　初八日在腕　初九日在尻　初十日在背腰　十一日鼻柱　十二日髮際　十三日在牙　十四日在胃　十五日徧身　十六日在胸　十七日氣衝　十八日股內　十九日在足　二十日內踝　二十一日手小指　二十二日外踝　二十三日在肝　二十四日手陽明　二十五日在足　二十六日在胸　二十七日在膝

二十八日陰中　二十九日在脛　三十日在趺

十二時人神所在

子在左右內外踝　丑在頭　寅在耳　卯在面　辰在項　巳在乳肩　午在脇　未在腹　申在心主　酉在膝　戌在腰背　亥在股

灸炷大小多寡

生人體質有強弱虛實，皮肉有厚薄堅柔，不可不分別。灸之如頭與四肢，肌肉淺薄，若併灸之，恐肢骨氣血難堪，必分日灸之，或隔日灸之。其炷宜小，壯數亦不宜多。背腹皮肉深厚，艾炷宜大，壯壯數宜多，使火氣充足，始能去痼冷疾也有病必當灸巨闕鳩尾二穴者必不可過三壯艾炷如小麥恐火氣傷心也古人灸法有二報三報以至連年不絕者前後相催其效尤速或自三壯五壯以至百壯者由漸而增多多益善也

灸忌

灸病必先候脉辨症脉得數實症見躁煩口乾咽痛面赤火盛新得汗後以及陰虛内熱等症俱不宜灸臂脚穴灸多脱人真氣令人血脉枯竭四肢削瘦無力人有病欲灸足三里者必年三十以上方許灸之恐年少火盛傷目故凡灸頭必灸足三里者以足三里能下火氣也陰晦大風

雷雨並人神所在忌日皆不宜灸然有病當急遽之時又宜權變

補瀉

凡用火補者勿吹其火必待其從容徹底自滅灸畢即可用膏貼之以養火氣若欲報者直待報畢貼之可也用火瀉者疾吹其火令火速滅須待灸瘡潰發然後貼膏此補瀉之法也灸瘡七日不發是氣血衰敗症不可治

灸後調養

灸後氣血宜通必須避風寒節飲食慎起居戒惱怒平心靜氣以養正祛邪壽世青編有五養說可以却病延年

一在養心心者萬法之宗一身之主生死之本善惡之源與天地相通爲神明之主宰而病否之所由係也蓋一念萌動於中六識流轉於外不趨乎善則五內顛倒大疾纏身若夫達士則不然一心澄湛萬禍消除老子曰夫神好清而心擾之人心好靜而欲牽之常能遺其欲而心自靜澄其心而神自清自然六欲不生三毒消滅孟子曰養心莫善於寡欲所以妄想成病神仙莫醫正心之人鬼神亦憚養與不養故也目無妄視耳無妄聽口無妄言心無妄動貪嗔癡愛是非人我一切放下未事不可先迎遇事不宜過擾既事不可留住聽其來去

應以自然忿懥恐懼好樂憂患皆得其正此養心之法也

一在養肝肝者魂之處也其竅在目其位在震主春生發動之令也然木能動風故經曰諸風掉眩皆屬於肝又曰陽氣者煩勞則張精絕辟積於夏使人煎厥春氣方升而煩勞太過則氣張於外精絕於內春令邪辟之氣積久不散至夏則火旺而真陰如煎火炎而虛氣逆上故曰煎厥又曰肝氣失治善怒者名曰煎厥戒怒養陽使生生之氣相生於無窮又曰大怒則形氣絕而血菀於上使人薄厥菀結也怒氣傷肝肝爲血海怒則氣上

氣逆則絕所以血菀上焦相迫曰薄氣逆曰厥氣血俱亂故爲薄厥積於上勢必厥而吐也薄厥者氣血之多而盛者也所以肝藏血和則體澤衰則枯槁故養肝之要在於戒忿怒是攝生之第一法也

一在養脾脾者後天之本人身之倉廪也脾應中宫之土土爲萬物之母如嬰兒初生一日不再食則飢七日不食則腸胃涸絕而死經曰安穀則昌絕穀則亡蓋穀氣入胃灑陳六府而氣至和調五臟而血生人之所資以爲本者也然土惡濕而喜燥飲不可過過則濕重而不健食不可過過則壅滯而難化病由是生矣故飲食所

以養生而食無厭亦能害生物理論曰穀氣勝元氣其人肥而不壽養生之術常令穀食氣少則病不生穀氣且然矧五味饜飫爲五內害乎甚而廣搜珍錯爭尚新奇恐其性味艮毒與人臟府宜忌尤未可曉故西方大法使人戒殺茹素本無異道人能戒殺則性慈而善念舉茹素則心清而腸胃厚無嗔無貪邪淫不犯此養脾在於節食不可不知

一在養肺肺者臟之長也心之華蓋也其藏魄其主氣統領一身之氣者也經曰有所失亡所求不得則發肺鳴鳴則肺熱葉焦充之則耐寒暑傷之則百邪易侵隨事

痿矣故怒則氣上喜則氣緩悲則氣消恐則氣下驚則氣亂勞則氣耗思則氣結七情之害皆氣主之也直養無害而後得其浩然之正與天地相通與道義相配先王以至日閉關養其微也慎言語節飲食防其耗也氣之消息大矣哉

一在養腎腎者先天之本藏精與志之宅也仙經曰借問如何是元牝嬰兒初生先兩腎又曰元牝之門是爲天地根是故人未有此身先生兩腎蓋嬰兒未成先結胞胎其象中空一莖透起形如蓮蕊一莖即臍帶也蓮蕊即兩腎也爲五藏六府之本十二脉之根呼吸之主三

焦之原人資以爲始豈非天地之根乎而命寓焉者故
又曰命門天一生水故曰坎水夫人慾念一起熾若熒
火水火相尅則水熱火寒而靈臺之焰藉此以滅矣使
水先枯涸而木無所養則肝病火熒則土燥而脾敗脾
敗則肺金無資咳嗽之症成矣所謂五行受傷大本已
去欲求長生豈可得乎莊子曰人之大可畏者不知所
戒也養生之要首先寡欲嗟乎元氣有限情欲無窮內
經曰以酒爲漿以欲爲常醉以入房以竭其精此當戒
也然人之有欲如木之有蠹蠹甚則木折欲熾則身亡
仙經曰無勞爾神無揺爾精無使爾思慮營營可以長

生智者鑒之

臥時祝法

經云夜寢欲合眼以手撫心三過微祝曰太靈九宮太乙守房百神安位魂魄和同長生不死塞滅邪凶祝畢而寢此名九宮隱祝寢魂之法常能行之使人魂魄安然永獲貞吉

治虛癆咒

孫真人云人病虛癆陰虛火旺易生忿怒莫能自制崑崙大隱仙師有滅火咒曰上天下地有我一身生氣運動耳目聰明神失氣散冥冥一心富貴安在妻孥匪親為榮為

辱任人旦評我今現在有喜無嗔靈臺仙子玉闕真君祛我煩惱助我精神真丹內結淨掃六塵默誦數遍五臟自覺清虛內火平熄久久誦之虛者實弱者強病可不治而愈

用艾

凡下艾時必先以蒜切片擦穴上然後安艾不然則運動之間其艾必落矣如着艾火痛不可忍預先以手指緊罩其穴處更以鐵物壓之郎止或着火有眩暈者神氣虛也仍以冷物壓灸處其暈自甦再停良久以稀粥或姜湯與飲之以壯其神復如前法以終其事

灸瘡候發

灸法以陽勝陰着艾火後須要瘡發所患即瘥若見灸瘡不發用故鞋底熔熱熨之三日而發仍以小雞鰱魚豆腐等物與食其瘡必發若氣血衰弱者調之以藥餌又灸後瘡未發宜烏桕樹葉貼之瘡發痛不止用柏葉芙蓉葉端午日午時採陰乾爲細末每遇灸瘡黑蓋平脫水調少許如膏着紙貼之即愈若灸瘡出血用百草霜爲末摻之即止又洗法以葱葉薄荷煎水温洗可逐風邪若瘡發黑爛疼痛用桃枝柳枝胡荽黃連煎水温洗搗之灸後瘡發病易已瘡不發病難已以人之元氣勝與不勝也

灸瘡膏藥

方用 黃芩 黃連 白芷 金星草

乳香 當歸 薄荷 淡竹葉

川芎 葱白 鉛粉 香麻油

以上藥味各等分用香油煎藥去渣再下鉛粉熬成膏

專貼灸瘡

十二經循行經絡

手太陰肺

肺手太陰之脉起於中焦下絡大腸還循胃口上膈屬肺從肺系横出腋下下循臑内行少陰心主之前下肘中循臂内上骨下廉入寸口上魚循魚際出大指之端其支者從腕後直出次指内廉出其端

手陽明大腸

大腸手陽明之脉起於大指次指之端循指上廉出合谷兩骨之間上入兩筋之中循臂上廉入肘外廉上臑外前廉上肩出髃骨之前廉上出於柱骨之會上下入缺盆絡

肺下膈屬大腸其支者從缺盆上頭貫頰入下齒中還出
挾口交人中左之右右之左上挾鼻孔

足陽明胃

胃足陽明之脉起於鼻之交頞中旁約太陽之脉下循鼻
外上入齒中還出挾口環唇下交承漿却循頤後下廉出
大迎循頰車上耳前過客主人循髮際至額顱其支者從
大迎前下人迎循喉嚨入缺盆下膈屬胃絡脾其直者從
缺盆下乳內廉下挾臍入氣街中其支者起於胃口下循
腹裏下至氣街中而合以下髀關抵伏兎下膝臏中下循
脛外廉下足跗入中指內間其支者下廉三寸而別下入

中指外間其支者別跗上入大指間出其端

足太陰脾

脾足太陰之脉起於大指之端循指內側白肉際過核骨後上內踝前廉上踹內循胻骨後交出厥陰之前上膝股內前廉入腹屬脾絡胃上膈挾咽連舌本散舌下其支者復從胃別上膈注心中

手少陰心

心手少陰之脉起於心中出屬心系下膈絡小腸其支者從心系上挾咽繫目系其直者復從心系却上肺下出腋下下循臑內後廉行太陰心主之後下肘內循臂內後廉

抵掌後銳骨之端入掌內後廉循小指之內出其端

手太陽小腸

小腸手太陽之脉起於小指之端循手外側上腕出踝中直上循臂骨下廉出肘內側兩筋之間上循臑外後廉出肩解繞肩胛交肩上入缺盆絡心循咽下膈抵胃屬小腸其支者從缺盆循頸上頰至目銳眥却入耳中其支者別頰上䪼抵鼻至目內眥斜絡於顴

足太陽膀胱

膀胱足太陽之脉起於目內眥上額交巔其支者從巔至耳上角其直者從巔入絡腦還出別下項循肩髆內挾脊

抵腰中入循膂絡腎屬膀胱其支者從腰中下挾脊貫臀入膕中其支者從髆內左右別下貫胛挾脊內過髀樞循髀外從後廉下合膕中以下貫腨內出外踝之後循京骨至小指外側

足少陰腎

腎足少陰之脉起於小指之下邪趨足心出於然谷之下循內踝之後別入跟中以上腨內出膕內廉上股內後廉貫脊屬腎絡膀胱其直者從腎上貫肝膈入肺中循喉嚨挾舌本其支者從肺出絡心注胸中

手厥陰心包

心主手厥陰心包絡之脉起於胸中出屬心包絡下膈歷絡三焦其支者從胸中出脇下腋三寸上抵腋下從臑內行太陰少陰之間入肘中下臂行兩筋之間入掌中循中指出其端其支者別掌中循小指次指出其端

手少陽三焦

三焦手少陽之脉起於小指次指之端上出兩指之間循手表腕出臂外兩骨之間上貫肘循臑外上肩而交出足少陽之後入缺盆布膻中散絡心包下膈循屬三焦其支者從膻中上出缺盆上項繫耳後直上出耳上角以屈下頰至䪼其支者從耳後入耳中出走耳前過客主人前交

頰至目銳眥

足少陽膽

胆足少陽之脉起於目銳眥上抵頭角下耳後循頸行手少陽之前至肩上却交出手少陽之後入缺盆其支者從耳後入耳中出走耳前至目銳眥後其支者別銳眥下大迎合於手少陽抵於䪼下加頰車下頸合缺盆以下胸中貫膈絡肝屬胆循脅裏出氣街繞毛際入髀厭中其直者從缺盆下腋循胸過季脅下合髀厭中以下循髀陽出膝外廉下外輔骨之前直下抵絕骨之端下出外踝之前循足跗上入小指次指之間其支者別跗上入大指之間循

大指岐骨內出其端還貫爪甲出三毛

足厥陰肝

肝足厥陰之脉起於大指叢毛之際上循足跗上廉去內踝一寸上踝八寸交出太陰之後上膕內廉循股陰入毛中過陰器抵小腹挾胃屬肝絡胆上貫膈布脇肋循喉嚨之後上入頏顙連目系上出額與督脉會於巔其支者從目系下頰裏環唇內其支者復從肝別貫膈上注肺

奇經八脉循行經絡

任脉　素問骨空論曰任脉者起於中極之下以上毛際循腹裏上關元至咽喉上頤循面入目靈樞五音五味

篇曰衝脉任脉皆起於胞中上循背裏爲經絡之海其浮而外者循腹上行會於咽喉别而絡口唇

督脉　素問骨空論曰督脉者起於少腹以下骨中央女子入繫廷孔其孔溺孔之端也其絡循陰器合簒間繞簒後别繞臀至少陰與巨陽中絡者合少陰上股内後廉貫脊屬腎與太陽起於目内眥上額交巔上入絡腦還出别下項循肩髆内俠脊抵腰中入循膂絡腎其男子循莖下至簒與女子等其少腹直上者貫臍中央上貫心入喉上頤環唇上繫兩目之下中央

衝脉　素問骨空論曰衝脉者起於氣街並於少陰之經

俠臍上行至胸中而散靈樞衛氣篇曰請言氣街胸氣有街腹氣有街頭氣有街脛氣有街故氣在頭者止於腦氣在胸者止之膺與背腧氣在腹者止之背腧與衝脉在臍之左右之動脉者氣在脛者止之於氣街與承山踝上

帶脉　靈樞經脉別篇曰足少陰上至膕中別走太陽而合上至腎當十四椎出屬帶脉二十八難曰帶脉者起於季脇廻身一周

陽蹻脉　靈樞脉度篇曰蹻脉者少陰之別起於然谷之後上內踝之上直上循陰股入陰上循胸裏入缺盆上

出人迎之前入頄屬目內眥合於太陽蹻而上行氣並相還則爲濡目目氣不榮則目不合二十八難曰陽蹻脉者起於跟中循外踝上行入風池

陰蹻脉　難經曰陰蹻脉者亦起於跟中由少陰別脉然谷之穴上行內踝循陰股入胸腹上至咽喉睛明穴亦會於太陽也

陽維脉　二十八難曰陽維陰維者維絡於身溢畜不能環流灌溢諸經者也故陽維起於諸陽之會陰維起於諸陰之交也

陰維脉　陰維起於足少陰經內踝上行築賓之穴循腹

至乳上結喉至廉泉穴維絡諸陰會於任脉也

週身經絡部位歌

脉絡週身十四經六經表裏督和任陰陽手足經皆六督總諸陽任總陰諸陽行外陰行裏四肢腹背皆如此督由脊骨過斷交臍腹中行任脉是足太陽經小指藏從跟入膕會尻旁上行夾脊行分四前繫睛明脉最長少陽四指端前起外踝陽關環跳裏從脇貫肩行曲鬢耳前耳後連背尾大指次指足陽明三里天樞貫乳行腹第三行逼上齒環唇俠鼻目顴迎足有三陰行內廉厥中少後太交前腎出足心從內踝俠任胸腹上廉泉太厥兩陰皆足拇內

側外側非相聯大陰內側衝門去腹四行兮挨次編厥陰
毛際循陰器斜絡期門乳肋間手外三陽誰在上陽明食
指肩髃向頰中鑽入下牙床相逢鼻孔迎香旁三焦名指
陽明後貼身週廻眉竹奏太陽小指下行低肩後盤旋耳
顴遭還有三陰行臂內太陰大指肩前配厥從中指腋連
胸極泉小內心經位手足三陽俱上頭三陰穴止乳胸遊
惟有厥陰由額後上巔會督下任流經脈從來皆直行絡
從本部絡他經經凡十四絡十六請君次第記分明

十五別絡歌

手太陰別爲列缺手少陰別即通里手厥陰別爲內關手

太陽別支正是手陽明別別偏歷當手少陽別外關取足太陽別號飛陽足少陽別光明起足陽明別曰豐隆足太陰別公孫止足少陰別大鍾名足厥陰別蠡溝紀陽督之別號長強陰任之別爲屏翳脾之大絡爲大包十五絡穴全在此內經平人氣象篇更有胃絡名虛里

五臟六腑井榮俞經合原穴

井榮俞經合原者各經穴名也手足陽經有原穴手足陰經無原穴陰之俞穴卽陰之原穴也

所出爲井

肺井少商　脾井隱白　心井少衝　腎井湧泉

心包井中衝　肝井大敦　太腸井商陽　胃井厲兌

小腸井少澤　膀胱井至陰　三焦井關冲　胆井竅陰

所流爲榮

肺榮魚際　脾榮大都　心榮少府　腎榮然谷

心包榮勞宮　肝榮行間　大腸榮二間　胃榮內庭

小腸榮前谷　膀胱榮通谷　三焦榮液門　胆榮俠溪

所注爲俞

肺俞太淵　脾俞太白　心俞神門　腎俞太谿

心包俞大陵　肝俞太冲　大腸俞三間　胃俞陷谷

小腸俞后溪　膀胱俞束骨　三焦俞中渚　胆俞臨泣

所行爲經

肺經經渠　脾經商邱　心經靈道　腎經復溜

心包經間使　肝經中封　大腸經陽谿　胃經解谿

小腸經陽谷　膀胱經崑崙　三焦經支溝　胆經陽輔

所入爲合

肺合尺澤　脾合陰陵泉　心合少海　腎合陰谷

心包合曲澤　肝合曲泉　大腸合曲池　胃合三里

小腸合小海　膀胱合委中　三焦合天井　胆合陽陵

所過爲原

大腸原合谷　胃原冲陽　小腸原腕骨　膀胱原京骨

三焦原陽池　胆原坵墟

週身骨度尺寸今法

靈樞經骨度篇文所論長短皆古數也今按頭部折法以前髮際至後髮際折爲一尺二寸如髮際不明則取眉心直上後至大杼骨折作一尺八寸此爲直寸橫寸法以眼內角至外角此爲一寸頭部橫直寸法並依此督脉神庭至太陽曲差穴曲差至少陽本神穴本神至陽明頭維穴各開一寸半自神庭至頭維各開四寸半胸腹折法直寸以中行爲主自缺盆中天突穴起至岐骨際上中庭穴止折作八寸四分自髃骬上岐骨際下

至臍心折作八寸自臍心下至毛際曲骨穴折作五寸横寸以兩乳相去折作八寸胸腹横直寸法並依此

背部折法自大椎至尾骶通折三尺上七節各長一寸四分一釐共九寸八分七釐中七節各一寸六分一釐共一尺一寸二分七釐第十四節與臍平下七節各一寸二分六釐共八寸八分二釐通共二尺九寸九分六釐不足四釐者有餘未盡也

脊骨內澗一寸凡云第二行俠脊一寸半三行俠脊三寸者皆除脊一寸外淨以寸半三寸論故在二行當爲二寸在三行當爲三寸半也

側部四肢折量之法總以前中指同身寸法爲是

週身名位經脉骨度

頭　頭爲諸陽之首凡物獨出之首皆名曰頭

腦　腦者頭骨之髓也足太陽膀胱脉絡腦足少陰腎屬髓海腦爲髓海髓海足頭輕多力不足腦轉耳鳴目眩脛痠怠卧

巔　巔者頭頂也足厥陰肝脉與督脉會於巔足太陽膀胱脉交巔足少陽胆脉亦交巔巔頂之首俗名天靈蓋

囟　囟者巔前之頭骨也小兒初生未闔名曰囟門已闔名曰囟骨即天靈蓋後之骨

頭角　額兩旁棱處之骨也足少陽胆筋脉皆上頭角

額顱　額前髮際之下兩眉之上名曰額一曰顙足陽明胃脉至額顱手陽明大腸筋上額左角手少陽三焦筋結額上角足太陽膀胱筋上額

髮　足少陰腎主髮又爲血之餘

面　凡前曰面凡後曰背五藏之精氣皆上熏於面故面白應肺脫氣脫血脫津液面皆白面赤應心面黄應脾面青應肝面黑應腎故黑者陰氣陽去面爲之黑　顴骨之下迎香穴之外爲面中央應手陽明大腸　兩顴之内面王之上應手少陽小腸小

腸脉循頰上䪼斜絡於顴小腸氣血盛面多肉而

平氣血少面瘦色惡

顏 顏者眉目間名也眉心曰闕上應咽喉

眉 屬肝肝脉從目系上額肝胆相表裏足少陽風熱與

痰則眉棱骨痛此症多傷目至兩耳出膿則危

又應膀胱足太陽血氣盛眉佳有毫毛

目 目者司視之竅也肝竅在目故論目必首肝

睛窠 眼珠也藏府精氣皆上注目而爲睛血之精爲目

窠之總絡

瞳神 骨之精爲童神屬腎腎水虧不能養肝英華不斂

瞳神散大無光

黑珠　卽瞳外黑輪屬肝爲筋之精內連目系目內廉深處爲目系肝火上衝兩輪紅痛

白珠　氣之精爲白眼黑輪外四圍白處皆屬肺肺火上騰白有紅筋

兩眥　外決面者爲銳眥內近鼻者爲內眥皆屬心小腸三焦筋脉俱至目銳眥胆脉起目銳眥筋亦結目銳眥小腸支脉至目內眥出膀胱脉起目內眥

眼皮　上下皆屬脾肌肉之精主約束胃細筋散於目下爲目下綱膀胱細筋爲目上綱目綱卽上下目胞

之兩瞼邊又名曰睫司目之開闔也

睫毛　屬脾脾胃氣虛目緊皮縮眼楞急小睫毛倒入眼中謂之倒睫拳毛

目淚　淚爲肝液風行水流肝風動則淚出又肝熱多淚如燒竹瀝遇火瀝出迎風出淚風火合也悲哀動中心氣與肝氣相廹致淚

目眵　眵屬肺氣結硬

目眶骨　目眶者目窠四圍之骨也上曰眉棱骨下即䪼骨䪼骨之外即顴骨

䪼　目下之眶骨顴骨內下連上牙床者也

頞　頞者鼻梁即山根也

鼻　鼻者司臭之竅也

山根　足陽明脉交山根山根曰下極應心

鼻柱　在山根下相家曰年壽應肝年壽左右應胆

面王　在鼻柱下相家曰準頭亦曰明堂屬土應脾明堂兩旁爲方上在迎香上曰鼻隧相家曰蘭臺廷尉應胃胃脉起鼻兩旁筋亦結鼻旁即此

鼻孔　大腸脉挾鼻孔小腸脉抵鼻膀胱筋結鼻下兩旁

顴　顴爲骨本兩顴發赤主腎敗膀胱胆大腸筋皆結顴胃筋合顴小腸經顴髎穴在頄下銳骨端陷中

人中　下應膀胱子宮平淺無髭多無子大腸脉交人中
督脉水溝穴在人中
頄　頄內鼻旁間近生門牙之骨也
顑　俗呼爲腮口旁頰前肉之空軟處也
耳　司聽之竅也腎氣通耳腎元足則耳聽有病當於腎
脉推之
蔽　耳門也
耳郭　耳輪也胃脉上耳前筋結耳前胆脉三焦脉俱走
耳前筋從耳前屬目　小腸膀胱筋俱結耳後完
骨胃脉之支胆脉三焦脉俱過耳後

頰　耳前顴側面兩旁之稱也大腸筋脉俱上頰小腸脉上頰胃筋循頰而上胆筋脉俱過頰肝脉下頰三焦當曲頰頰脉亦交頰胃頰車穴在耳下分

曲頰　頰之骨也曲如環形受頰車骨尾之鈎者也

頰車　下牙床骨也總載諸齒能咀食物故名頰車

口　司言食之竅也屬脾胃大腸脉交口畢竟脾爲主蓋味入口藏於胃脾乃運化精液以養五臟故五臟之氣皆統於脾五臟偏盛皆驗於口

唇　口端也肝脾胃三經所主熱則紅甚寒則淡紅實則紅活虚則黄白脾燥唇乾脾熱唇裂肝風唇瞤動

不止脾寒唇青或揭七情動火傷血或心火傳脾
或厚味積傷脾唇腫白皮皴裂如蚕繭或唇下腫
如黑枣

吻　口之四周也口上有髭大腸主之

頤　口角後顑之下也頤上有鬚胆主之

頦　口之下唇至末之處俗名下把殼頦上有髯胃主之

頷　頦下結喉上兩側肉之空軟處也小腸筋結頷胆筋
脉俱過頷

齒　口齗所生之骨也內床曰齒外板曰牙牙齒腎之標
齒病宜歸腎而治齒先分病在牙床病在牙齒上

床屬胃喜寒惡熱下床屬大腸喜熱惡寒床病治

齒齒病治床諸不應

舌 舌爲心苗司味之竅也脾腎膀胱三焦筋脈所繫

舌本 舌之根也

頏顙 口內之上二孔司分氣之竅也

懸雍垂 張口視喉上似乳頭之小舌俗名碓嘴

喉 通聲息之路也在咽前通肺主出氣故曰肺系又曰

喉氣通天肺熱甚喉啞胃腎二脈循喉

咽 飲食之路也在喉後通胃主納食胃口在膈膜下咽

至胃長一尺六寸通謂之咽門咽門下有膈膜咽

氣通地心脾二脉挾咽令咽乾肝脉循喉後令咽乾

喉嚨　肺之系也

嗌　胃之系也咽之低處曰嗌小腸脉循咽令嗌痛三焦脉由喉令嗌腫

會厭　覆喉管之上竅似皮似膜上司開闔爲聲音之戶食下咽不掩則錯凡舌抵上腭則會厭能掩喉喉咽嗌會厭四者缺一則飲食廢而死

結喉　喉之管頭也其人瘦者多外見頸前肥人則隱於肉內多不見也

上横骨　在喉前宛宛中天突穴之外小灣横骨旁接拄骨之骨

拄骨　膺上缺盆之外俗名鎖子骨內接横骨外接肩解

肩解　肩端之骨節解處也

髃骨　肩端之骨也即肩髆骨頭臼之上稜骨也其臼接臑骨上端俗曰肩頭其外曲卷翅骨肩後之稜骨也其下稜骨在背肉內

肩胛　即髃骨之末成片骨也亦名肩髆俗名鍁板子骨大小腸三焦筋脉俱至肩胆脉至肩上肩井穴屬胆膀胱筋肺筋皆結肩髃

臂　上身兩大支之通稱也一名曰肱俗名胳膊胳膊中節上下骨交接處名曰肘肘上之骨曰臑骨肘下之骨曰臂骨臂有正輔二骨輔骨在上短細偏外正骨居下長大偏內俱下接腕骨也

腕　臂掌骨接交處以其宛屈故名也當外側之骨名曰高骨一名鋭骨亦名踝骨

魚　在掌外側之上大指節後肥魚隴起處其形如魚故謂之魚

手　手者上體所以持物也掌中爲手心手之表爲手背

掌骨　手衆指之本也掌之衆骨名壅骨合湊成掌非塊

然一骨也

手大指　屬肺肺脉自腋入臑至大指出其端肺筋即起於大指端少商穴之次穴在大指內側去爪甲如韭葉循手掌直上大指本節後有魚際穴爲肺滎掌後橫紋頭有太淵穴爲肺腧太淵後有經渠穴爲肺經手腕後一寸五分有列缺穴爲肺絡臂腕曲中有尺澤穴爲肺合循內側上臑入腋其散筋復自腋上肩結於肩端骨髃中

食指　屬大腸大腸筋脉皆起於食指端商陽穴之次穴去爪甲如韭葉爲大腸井溜於本節前內側名二

間穴爲大腸滎注於本節後三間穴爲大腸腧過於合谷穴爲大腸原上側腕中有陽谿穴爲大腸經腕後三寸有偏歷穴爲大腸絡肘曲紋頭盡處有曲池穴爲大腸合由是歷三里肘髎五里三穴直上結於肩之前髃

中指 屬包絡包絡之脉自腋循臑入肘臂至中指出其端其筋即起於中指內廉之末中衝穴之次穴去爪甲如韭葉爲心之井心爲天君其井腧等俱在包絡屈中指無名指兩者之間取勞宮穴爲心滎掌後兩筋之間有大陵穴爲心腧去腕二寸兩筋

間有內關穴爲心主之絡去腕三寸有間使穴爲心經上至肘曲中央陷中有曲澤穴爲心合上循天泉穴之次結腋下

無名指　屬三焦三焦筋脉俱起無名指外廉關衝穴之次穴去瓜甲如韭葉爲三焦井溜於小指次指本節陷中名液門穴爲三焦滎注於腋下一寸名中渚穴爲三焦腧結於手腕中之陽池穴爲三焦原直上腕後二寸名外關穴爲三焦絡腕後三寸名支溝穴爲三焦經結於肘外大骨陷中名天井穴爲三焦合上臑至肩髎穴包絡脉之支別掌中循

無名指出其端

小指 內側屬心外側屬小腸心脉循臑下肘出小指之端心筋起小指之端內側少衝穴之次穴去瓜甲如韭葉直上入掌內後廉歷神門穴在掌後銳骨中又歷通里穴爲心絡在腕後一寸陷中又歷少海穴在肘後大骨外去肘端五分屈肘向頭得之又歷極泉穴在臂內腋下筋間 小腸筋脉俱起小指外側少澤穴之次穴去瓜甲一分爲小腸井溜於小指外側本節前陷中名前谷穴爲小腸滎注於小指外側本節後名後谿穴爲小腸腧直上

至於腕起骨陷中有腕骨穴爲小腸原踝下有陽谷穴爲小腸經腕後五寸有支正穴爲小腸絡肘下銳骨之後有小海穴爲小腸合從是上臑歷肩解肩胛交肩上

爪甲　指之甲也足趾同肝主筋爪者筋之餘

岐骨　凡骨之兩乂者皆名岐骨手足同

肺　喉下爲肺喉在咽前主出氣喉系堅空連接肺管呼吸出入下通心肝之竅經云肺者相傳之官治節出焉其形四垂附着于脊之第三椎中有二十四空行列分布以行諸藏之氣爲藏之長爲心之蓋

又曰是經常多氣少血難經曰肺重三斤三兩六
葉兩耳凡八葉主藏魂中藏經曰肺爲生氣之原
乃五藏之華蓋張介賓曰肺葉白瑩謂爲華蓋以
覆諸藏虛如蜂窠下無透竅吸之則滿呼之則虛
一呼一吸消息自然司淸濁之運化爲人身之槖
籥

膺　胸上兩旁高處曰膺胃脉到膺胆脉繫膺

胸　結喉下曰缺盆缺盆下曰胷在膺之下肺脉布胸中
肺心筋結胷中脾筋脉皆散胷中肝脉上至胷胆
脉下胷中胷脉入肺注胷中包絡脉起胷中筋散

胷中

心 心者君主之官神明出焉又云心居肺管之下膈膜之上附着脊之第五椎其合脉也其榮色也開竅於耳又曰開竅於舌又曰是經少血少氣難經曰心重十二兩有七孔三毛盛精汁三合主藏神張介賓曰心藏尖圓形如蓮蕋其中有孔多寡不同以導引天眞之氣下無透竅上通乎舌共有四系以通四藏心外有黃赤脂裹是爲心包絡心下有膈膜與脊周廻相着遮蔽濁氣使不得上熏心肺所謂膻中也

心包　位居心之四旁以捧護心卽兩乳之中膻中穴也凡筋脉由胸下膈自膈貫胸如肺心脾肝胆腎心包絡七經筋脉皆從此過三焦脉亦布膻中張介賓曰心包一藏難經言其無形滑壽曰心包一名手心主以藏象校之在心下横膜之上豎膜之下其與横膜相粘而黄脂裹者心也脂膜之外有細筋膜如絲與心肺相連者心包也此說爲是凡言無形者非　靈蘭秘典論有十二官獨少心包一官而有膻中者臣使之官喜樂出焉二句今考心包藏居膈上經始胸中正値膻中之所位居相火

代君行事實臣使也此一官卽此經之謂與

髃骬　胸之衆骨名也

乳　膺上突起兩肉有頭婦人以乳兒者也乳房屬胃乳頭屬肝

鳩尾　卽蔽心骨也其質係脆骨在胸之下岐骨之間

膈　胷下腹上之界人心下有膈膜前齊鳩尾後齊十一椎周圍着脊所以遮隔濁氣俗名羅膈十二經脉惟膀胱脉不貫膈餘皆能令膈痛

肝　經云肝者將軍之官謀慮出焉又云肝居膈下上着脊之九椎下是經常多血少氣其合筋也其榮爪

也主藏魂開竅於目其系上絡心肺下無竅難經曰肝重二斤四兩左三葉右四葉凡七葉肝之爲藏其治在左其藏在右脅右腎之前並胃着脊之第九椎

膽　經云膽者中正之官決斷出焉又云是經多血少氣又曰凡十一藏皆取決於膽也難經曰膽在肝之短葉間重三兩三銖長三寸盛精汁三合中藏經曰膽者清淨之府號曰將軍主藏而不瀉膽寒不眠膽熱喜睡

脾　經云脾胃者倉廩之官五味出焉又云諫議之官知

周出爲又云脾藏意又云形如刀鐮與胃同膜而附其上之左腧當十二椎下聞聲則動動則磨胃而主運化其合肉也其榮唇也開竅於口又云是經常多氣少血難經曰脾重二斤三兩廣扁三寸長五寸有散膏半觔主裹血温五藏中藏經曰脾主消磨五穀養於四旁

胃

胃者水穀之海五藏六府之大原故胃氣爲一身之本咽系柔空下接胃爲飲食之路咽至胃長一尺六寸通曰咽門胃大一尺五寸徑五寸長二尺六寸橫屈受水穀三斗五升常留穀二斗水一斗五

升而滿又云是經多氣多血難經曰胃重二觔一兩張介賓曰胃之上口名曰賁門飲食之精氣從此上輸於脾肺宣布於諸脈胃之下口即小腸上口名曰幽門

三焦　經云上焦如霧中焦如漚下焦如瀆又云三焦者決瀆之官水道出焉又云是經少血多氣中藏經云三焦者人之三元之氣也號曰中清之府總領五藏六府營衛經絡內外左右上下之氣也三焦通則內外上下左右皆通也其於周身灌體和內調外榮左養右導上宣下莫大於此也

腹　膈之下曰腹俗名曰肚臍之下曰少腹亦名小腹

臍　人之初生胞蒂之處也臍上五寸上脘穴分即上焦臍上四寸爲中脘即中焦肺脈起中焦在此臍上二寸爲下脘即胃下口屬下焦是爲幽門傳入小腸舊說分三部正分此上中下三脘今乃曰中脘痛屬脾當臍痛屬腎小腹痛屬肝肝脾是矣當臍何以屬腎心脾筋結臍胃筋脉挾臍當臍明屬脾胃若腎之筋脉從腰貫脊並不及臍臍痛治腎舛謬誤人

腎　經云腎者作強之官伎巧出焉又云腎附於脊之十

四椎下是經常少血多氣其合骨也其榮髮也開竅於二陰難經曰腎有兩枚重一觔二兩主藏精與志中藏經曰腎者精神之舍性命之根張介賓云腎有兩枚形如豇豆相並而曲附於脊之兩旁相去各一寸五分外有黃脂包裹各有帶二條上條繫於心下條趨脊下大骨在脊骨之端如半手許中有二穴是腎帶經過處上行脊髓至腦中連於髓海

命門　人身之中有命門附脊骨對臍其右旁一小竅乃三焦之氣所自出即先天無形之火曰腎間動氣

左旁一小竅乃真陰水氣所自出亦無形隨相火而潛行周身以榮四末命門居中各開一寸五分分左右腎兩腎中間一點真陽乃生身之根蒂中有相火代心君行事故又曰小心

小腸

經云小腸者受盛之官化物出焉又云小腸後附於脊前附於臍上左迴疊積十六曲大二寸半徑八分分之少半長三丈二尺受穀二斗四升水六升三合合之大半又云小腸上口在臍上二寸近脊水穀由此而入復下一寸外附於臍爲水分穴當小腸下口至是而泌別清濁水液滲入膀胱滓

穢流入大腸又云是經多血少氣難經曰小腸重三觔十四兩

大腸　經云大腸者傳道之官變化出焉又云廻腸當臍左廻十六曲大四寸徑一寸半長二丈一尺受穀一斗水七升半又云廣腸附脊以受廻腸乃出滓穢之路大八寸徑二寸半長二尺八寸受穀九升三合八分合之一是經多氣少血難經曰大腸重二觔十二兩肛門重十二兩張介賓曰按廻腸者以其廻疊也廣腸者即廻腸之更大者直腸者又廣腸之末節下連肛門也

膀胱　經云膀胱者州都之官津液藏焉氣化則能出矣又云膀胱當十九椎居腎之下大腸之前有下口無上口當臍上一寸水分穴處爲小腸下口乃膀胱上際水液由此别廻腸隨氣泌滲而入其出入皆由氣化入氣不化則水歸大腸而爲泄瀉出氣不化則閉塞下竅而爲癃腫是經多血少氣難經曰膀胱重九兩二銖縱廣九寸盛溺九升九合口廣二寸半

宗筋　肝筋脉結陰器絡諸筋脾胃筋聚陰器腎筋結陰器　溺孔即前陰督脉起處

毛際　宗筋上小腹下橫骨間叢毛之際也下橫骨俗名蓋骨任脉由會陰上毛際衝脉起於氣街卽氣衝陽明經穴在毛際兩旁陽明血氣盛毛美而長氣血少則無毛肝筋脉入毛際胆脉繞毛際

睾丸　男子外腎宗筋下陰囊中兩丸也

篡　橫骨之下兩股之前相合共結之凹也前後兩陰之間名下極穴又名屏翳穴會陰穴卽男女陰氣之所也

腦後骨　俗呼腦杓

枕骨　腦後骨之下隴起者是也其骨或棱或平或長或

圓不一

完骨　耳後之棱骨名曰完骨在枕骨下兩旁之棱骨也

頸項　頸之莖也又曰頸者莖之側也項者莖之後也俗名脖項頸前有缺盆穴屬胃在横骨上左右各一爲十二經道路大小腸胃胆三焦脉俱入缺盆肺胃胆膀胱筋俱結缺盆　缺盆之中即任脉之天突穴爲頸前居中第一行脉　缺盆之上有人迎穴喉間開一寸五分屬胃即頸前第二行脉　人迎後一寸五分名扶突穴屬大腸即頸中第三行脉　扶突穴後名天窓屬小腸即頸中第四行脉

天窓後爲胆脉頸中無穴乃第五行脉　足少陽後名天牖穴屬三焦即頸中第六行脉　天牖後名天柱穴屬膀胱爲頸中第七行脉　頸之中央督脉也穴名風府自前中一行至此爲第八行

頸骨　頭之莖骨肩骨上際之骨俗名天柱骨也

項骨　頭後莖骨之上三節圓骨也

背　後身大椎以下腰以上之通稱也

脊骨　脊膂骨也俗名脊樑骨督脉主脊大腸脉挾脊心脉與脊裏細脉相連貫脾筋着脊腎筋脉貫脊膀胱筋脉挾脊分左右上項其分左右也從脊開一

寸五分爲第二行對第三椎曰肺俞對第五椎曰心俞對第七椎曰膈俞對第九椎曰肝俞對第十椎曰胆俞對第十一椎曰脾俞對第十二椎曰胃俞對第十三椎曰三焦俞對第十四椎曰腎俞對第十六椎曰大腸俞對第十八椎曰小腸俞對第十九椎曰膀胱俞從脊開三寸爲第三行魄門對肺俞故肺藏魄神堂對心俞故心藏神魂門對肝俞故肝藏魂意舍對脾俞故脾藏意志舍對腎俞故腎藏志膏肓對第四椎

膂　夾脊骨兩旁肉也膀胱脉腎脉循膂

腋　肩之下脇之上際俗名胑肢窩肺筋脉入腋心小腸筋結腋胆筋走腋包絡脉抵腋

脇肋　脇者腋下至肋骨盡處之統名也曰肋者脇之單條骨之謂也總脇肋之總又名曰胠肝胆脉布脇胞絡筋脉挾脇脾筋結肋肝脉布肋

季脇　脇之下小肋骨也俗名軟肋肺脉抵季脇胆筋脉乘季脇

眇　脇下無肋骨空軟處也胆脉乘眇

腰骨　卽脊骨十四椎下十五十六椎間尻上之骨也其形中凹上寬下窄方圓二三寸許兩旁四孔下接

尻骨上際腎脉入腰膀胱脉抵腰

胂　腰下兩旁髁骨上之肉也

臀　胂下尻旁大肉也膀胱脉貫臀筋結於臀

尻　腰骨下十七椎至二十一椎五節之骨也上四節紋之旁左右各四孔骨形内凹如瓦長四五寸許上寬下窄末節更小如人參蘆名尾閭一名骶端一名橛骨一名窮骨在肛門後其骨上外兩旁形如馬蹄附着兩髁骨上端俗名骻骨胆筋結於尻

肛　大腸下口也肛門接直腸直腸接大腸大腸與肺爲表裏肺氣充足方能傳送

下橫骨髁骨楗骨

下橫骨在少腹下其形如蓋故名蓋骨其骨左右兩大孔上兩分出向後之骨首如張扇下寸許附着於尻骨之上形如馬蹄之處名曰髁骨下兩分出向前之骨末如楗柱在於臀內名曰楗骨與尻骨成鼎足之勢爲坐之主骨也婦人俗名交骨其骨面名曰髖俠髖之臼名曰機又名髀樞外接股之髀骨也卽環跳穴處此一處五名也

股

下身兩大支之通稱也俗名大腿小腿中節上下交接處名曰膝膝上之骨曰髀骨股之大骨也膝下之

骨曰胻骨脛之大骨也股肉屬脾筋屬肝骨屬腎

陰股　股之內側曰陰股脾肝腎筋脈俱循陰股

髀骨　膝上之大骨也上端如杵接於髀樞下端如鎚接於胻骨

胻骨　俗名臁脛骨也其骨兩根在前者名成骨又名骭骨形粗膝外突出之骨也在後者名輔骨形細膝內側之小骨也

伏兔　髀骨前膝之上起肉似伏兔故名

膝解　膝之節解也膝屬脾腎肝凡人逸則痿軟無力勞則痛如鍼刺脈洪數有力皆肝腎陰虛火盛所致

痿軟無力真病之形作痛如錐邪火之象

臏骨　膝上蓋骨也

連骸　膝外側二高骨也

膕　膝後屈處俗名腿凹

腨　下腿肚也一名腓腸俗名小腿肚屬足太陽膀胱

踝骨　踝者胻骨之下足附之上兩旁突出之高骨在外為外踝在內為內踝

足　下體所以趨步也俗名脚

跗骨　足背也一名足趺俗稱脚面跗骨者足趾本節之衆骨也

足心　即踵之中也

跟骨　足後跟之骨也

三毛　足大指瓜甲後爲三毛毛後横紋爲聚毛

踵　足下面着於地之謂也俗名脚底板

足趾　趾者足之指也其數五名爲趾者别於手也大趾之本節後内側圓骨形突者名核骨

足大指外側屬肝内側屬脾脾筋脉皆起於足大指隱白穴爲脾井溜於節後陷中大都穴爲脾滎注於内側核骨下太白穴爲脾俞循大指本節後一寸公孫穴爲脾絡歷内踝前三分陷中商邱穴爲脾經由是

循經骨後結於膝內輔骨陷中陰陵泉之次爲脾合

從此直上至陰股結於髀箕門穴之次臂下曰髀

肝筋脉皆起於足大指外側叢毛之際大敦穴爲肝井溜於大指縫中行間穴爲肝滎行跗上注於本節後二寸動脉中太衝穴爲肝俞結於內踝前一寸中封穴之次爲肝經循踝上五寸蠡溝穴爲肝絡直上內輔骨下横紋盡處曲泉穴爲肝合上陰股五里陰廉之次

舊說 足中指屬胃胃筋起於中指內側厲兌穴爲胃井溜於次指外側陷中內庭穴爲胃滎注於內庭後二寸

陷谷穴爲胃兪過於跗上去內庭五寸衝陽穴爲胃
原故胃病足跗腫痛足中指不用自足跗直上循足
脛歴腕上繫草鞋處解谿穴爲胃經又歴外踝上八
寸豐隆穴爲胃絡結於膝下三寸三里穴爲胃合上
膝循伏兎結於髀髀前膝上起肉處爲伏兎後爲髀
關其脉自伏兎直下抵足跗入中指內間其支者別
跗上入大指間出其端　按足陽明是足大指之次
指不是中指必傳寫之誤胃脉起於鼻之交頞中下
行至陷谷陷谷穴在足大指次指間本節後陷中內
庭穴在足大指次指外間陷中厲兌穴在足大指次

指之端去瓜甲如韭葉三穴明是次指與中指不屬以是知中字之誤然則中指何屬經云其支者下膝三寸而別以下入中指外間　此支自膝下三寸循三里穴之外別行而下入中指外間與前之內庭厲兌合是中指亦屬胃也

足四指屬胆胆筋起足四指外端竅陰穴之次爲胆井指岐骨間有俠谿穴爲胆榮俠谿上寸半有臨泣穴爲胆俞俠谿上四寸五分有邱墟穴爲胆原外踝上四寸陽輔穴爲胆經外踝上五寸光明穴爲胆絡循脛至膝外廉下膝一寸陽陵泉穴爲胆合從是上走

髀分為兩岐前者結伏兎後者結於尻直者上季脇
其脈自髀陽直下出膝外廉循脛抵外踝至足跗入
第四指之間其支者別跗上入大指貫爪甲後三毛
故足少陽血氣盛脛毛長外踝肥血氣少脛無毛外
踝瘦病則膝脛外踝及大節諸節皆痛

足小指指下屬腎外側屬膀胱　腎筋脉俱起小指之
下斜趨足心湧泉穴為腎井又側趨內側內踝前一
寸大骨下有然谷穴為腎滎結於跟踵踵即跟之突
出者跟即踵上輭筋處陷中有大谿穴為腎俞自跟
别至跟後踵中大骨上兩筋間有大鍾穴為腎絡踝

上二寸復溜穴爲腎經上腨出膕內廉結於內輔骨下陰谷穴之次爲腎合從是並大陰之筋上循陰股

膀胱筋起小指外側去爪甲一分至陰穴之次爲膀胱井歷本節之前陷中有通谷穴爲膀胱滎本節之後陷中有束骨穴爲膀胱俞外側大骨之下有京骨穴爲膀胱原外踝後骨跟上有崑崙穴爲膀胱經循跟直上至外踝上七寸有飛陽穴爲膀胱絡貫腨結於膕膕卽委中在膝腕內約紋中爲膀胱合由膕直上結於臀其脉從腰抵膕出小指外側故膀胱病膕似結腨如裂足小指不能舉用

神灸經綸卷之二

古歙吳亦鼎硯丞編輯

十二經脉起止

經始太陰而厥陰最後穴先中府而終則期門原夫肺脉胸中始生出腋下而行於少商絡食指而接手陽明大腸起自商陽終迎香於鼻外胃歷承泣而降尋厲兌於足經脾自足之隱白趨大包於腋下心由極泉而出注小指之少衝小腸兮起端於少澤維肩後上絡乎聽宮膀胱穴自睛明出至陰於足外腎以湧泉發脉通俞府於前胸心包起乳後之天池絡中衝於手中指三焦始名指之外側從

闕衝而絲竹空胆從童子髎穴連竅陰於足之四指肝因

大敦而上至期門而復歸太陰以終

肺經穴歌

手太陰經十一穴中府雲門天府列俠白尺澤孔最存列缺經渠大淵涉魚際直出大指端內側少商如韭葉

肺經穴圖

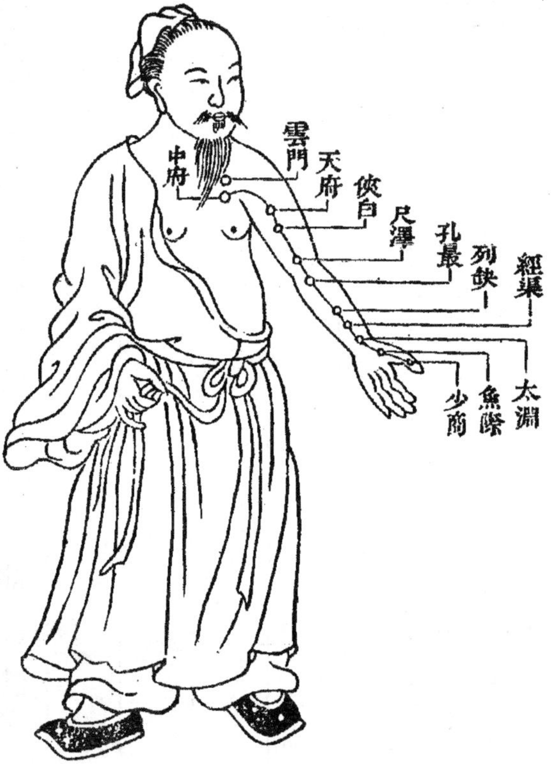

肺經十一穴分寸

中府　穴在任脉中行華蓋穴旁直開去六寸乳上三肋間陷中動脉應手仰而取之灸三壯五壯

雲門　穴在手陽明大腸經巨骨之下夾氣戸旁二寸去中行六寸陷中動脉應手舉臂取之灸五壯　千金云灸五十壯

天府　從雲門穴下循臑內腋下三寸動脉陷中以鼻尖點脉取之　此穴禁灸灸之令人氣逆

俠白　從天府穴下行肘中約紋上去五寸動脉中灸五壯

尺澤　從俠白穴下行肘中約紋上屈肘橫紋筋骨罅中動脉應手灸三壯五壯　甄權云臂屈伸橫紋間筋骨罅中不宜灸

孔最　從尺澤穴下行腕前約紋上七寸上骨下骨間陷中灸五壯

列缺　從孔最穴循外側行腕後側上一寸五分以兩手交叉當食指末筋骨罅中從腕後別走陽明直出食指內廉出其端灸三壯

經渠　從列缺穴循行寸口陷中禁灸灸則傷人神明

太淵　從經渠穴內循手掌後陷中每日平旦寅時脉從

此始故一難曰寸口者脉之大會灸三壯

魚際　從太淵穴上魚手大指本節後內側陷中，散脉中白肉際灸三壯

少商　從魚際穴循行手大指內側之端去瓜甲角如韭葉許白肉際宛宛中不宜灸　甲乙經云灸一壯

大腸經穴歌

手陽明穴起商陽二間三間合谷藏陽溪偏歷歷溫溜下廉上廉三里長曲池肘髎越五里臂臑肩髃巨骨起天鼎扶突接禾髎終以迎香二十止

大腸經穴圖

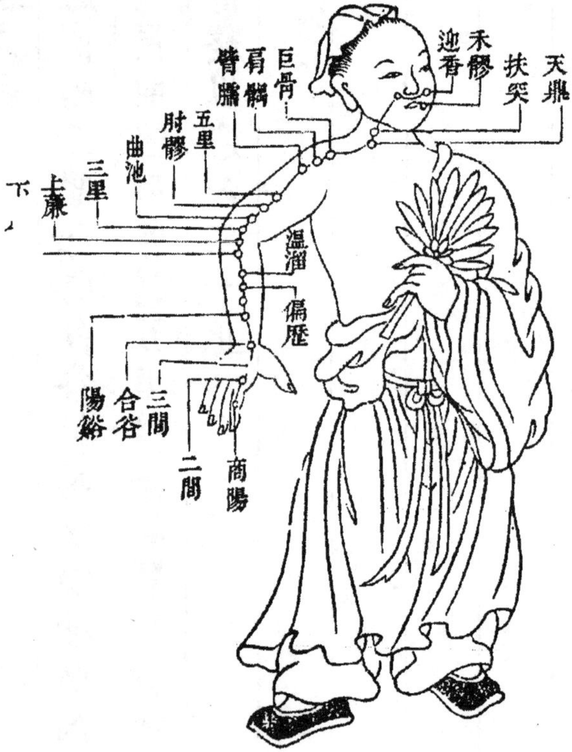

大腸經二十穴分寸

商陽 一名絕陽 穴在手食指內側端後去爪甲如韭葉許灸三壯

二間 一名間谷 從商陽循食指本節前內側陷中灸三壯

三間 一名少谷 從二間循食指本節後內側陷中灸三壯

合谷 一名虎口 從三間循行手大指次指岐骨間陷中灸三壯

陽溪 一名中魁 從合谷循行手腕中上側兩筋間陷中張大指次指取之灸三壯

偏歷 從陽溪上行手腕後上側三寸灸三壯

溫溜　一名逆注一名蛇頭　從偏歷上行三寸手陽明郄灸三壯

下廉　從溫溜上行二寸五分輔銳肉分灸三壯

上廉　從下廉上行一寸曲池下三分灸五壯

三里　從上廉上行一寸銳肉之端按之肉起灸三壯

曲池　從手三里上行在肘外輔骨屈肘曲骨之中以手拱胸取之灸三壯

肘髎　從曲池上行在肘大骨外廉陷中與天井相並相去一寸四分灸三壯

五里　從肘髎循行肘上三寸向裏大脉中央一云在天府下五寸灸三壯

臂臑　從五里上行四寸兩筋兩骨罅宛宛陷中伸臂平手取之灸三壯

肩髃　從臂臑上行髆骨頭肩端上兩骨罅處宛宛中舉臂取之有空灸三壯至七七壯

巨骨　從肩髃上行臂端兩叉骨間陷中灸三壯五壯

天鼎　從巨骨循頸缺盆上直行扶突下一寸灸三壯

扶突　從天鼎上直行曲頰下一寸人迎後一寸五分仰而取之灸三壯

禾髎　從扶突貫頰直鼻孔下水溝旁五分灸三壯此穴一名長頻

迎香一名冲陽 從禾髎上一寸鼻孔旁五分禁灸

胃經穴歌

四十五穴足陽明承泣四白巨髎經地倉大迎登頰車下關頭維對人迎水突氣舍連缺盆氣戶庫房屋翳尋膺窓乳中下乳根不容承滿出梁門關門太乙滑肉起天樞外陵大巨裏水道歸來達氣衝髀關伏兔走陰市梁邱犢鼻足三里上巨虛連條口底下巨虛下有豐隆解溪衝陽陷谷同內庭厲兌陽明穴大指次指之端終

胃經穴圖

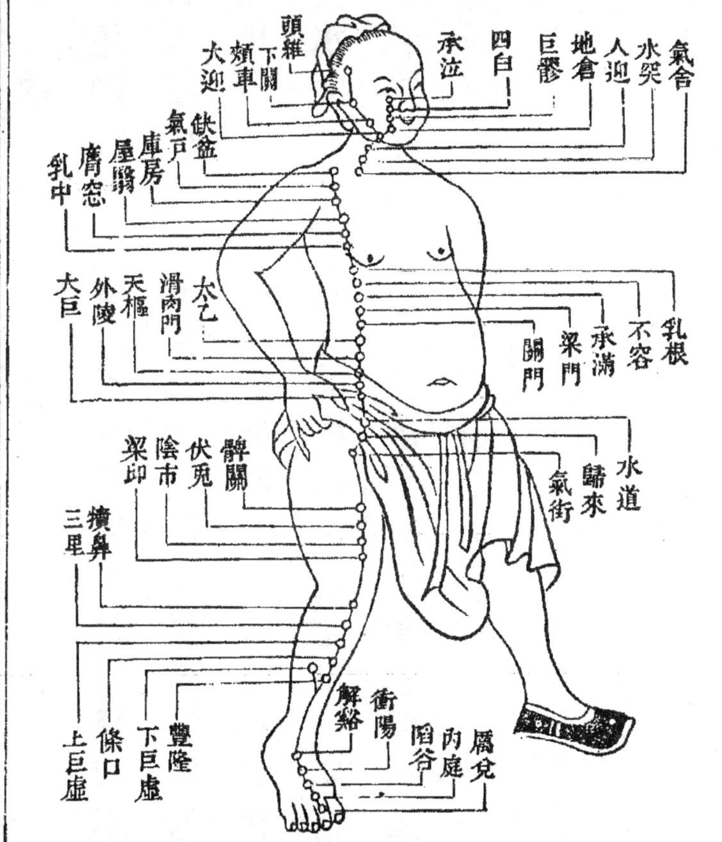
頭維
下關
頰車
大迎
承泣
四白
巨髎
地倉
人迎
水突
氣舍
缺盆
氣戶
庫房
屋翳
膺窓
乳中
乳根
不容
承滿
梁門
關門
太乙
滑肉門
天樞
外陵
大巨
水道
歸來
氣衝
髀關
伏兔
陰市
梁邱
犢鼻
三里
上巨虛
條口
下巨虛
豐隆
解谿
衝陽
陷谷
內庭
厲兌

胃經四十五穴分寸

承泣一名面髎一名鼷穴 穴在目下七分目下胞陷中上直瞳子

正視取之禁灸

四白 從承泣直下三分頰空骨內亦直瞳子取之禁灸

甲乙經曰灸七壯

巨髎 從四白下行俠鼻孔旁八分亦直瞳子取之灸七

壯

地倉一名會維 從巨髎下行俠口吻旁四分外許近下微有

動脈灸七壯重者七七壯病左治右病右治左炷宜小

如粗釵脚

大迎一名髓孔　從地倉行顋頷下前一寸三分骨陷中動脉
灸三壯

頰車一名機關一名齒牙　從大迎行耳下曲頰端近前八分陷中
側卧開口取之灸三壯或七壯至七七壯炷如小麦

下關　從頰車上行耳前動脉側卧合口有空取之灸三
壯

頭維　從下關上行額角入髮際以督脉中行神庭穴旁
開四寸半禁灸

人迎一名天五會　從頭維下行頸下俠結喉旁一寸五分大
動脉應手伸頭取之禁灸

水突一名水門　從人迎下直行頸大筋前內貼氣喉灸三壯

氣舍　從水突下直行頸大筋前結喉下一寸許陷中貼骨尖上有缺處灸三壯

缺盆一名天蓋　從氣舍下行肩上橫骨陷中爲五藏六腑之道灸三壯

氣戶　從缺盆下行巨骨下一寸旁開中行四寸陷中仰而取之灸三壯五壯

庫房　從氣戶下行一寸六分亦旁開中行四寸陷中仰而取之灸三壯五壯

屋翳　從庫房下行一寸六分亦旁開中行四寸陷中仰

而取之灸五壯

膺窗　從屋翳下行一寸六分亦旁開中行四寸陷中仰而取之灸五壯

乳中　從膺窗下行當乳頭之中禁灸

乳根　從乳下行一寸六分亦旁開中行四寸陷中仰而取之灸三壯五壯

不容　從乳根行在第四肋端幽門旁一寸五分去中行二寸對巨闕灸五壯

承滿　從不容下一寸亦旁開中行二寸對上脘灸五壯

梁門　從承滿下一寸亦旁開中行二寸灸五壯

關門　從梁門下一寸亦旁開中行二寸對中脘灸五壯

太乙　從關門下一寸亦旁開中行二寸對下脘灸五壯

滑肉門　從太乙下一寸去中行二寸對水分灸五壯

天樞（一名長溪，一名穀門）　從滑肉門下一寸俠臍旁二寸許陷中去肓腧一寸五分千金云魂魄之舍不可鍼孕婦不可灸久冷痛癖可灸百壯

外陵　從天樞下一寸去中行二寸對陰交灸五壯

大巨（一名腋門）　從外陵下一寸去中行二寸灸五壯

水道　從大巨下三寸去中行二寸灸五壯

歸來　從水道下二寸去中行二寸灸五壯

氣街一名氣衝　從歸來行在腿班中有肉核名鼠鼷直上一寸動脈應手亦旁開中行二寸灸七壯炷如大麥

髀關　從氣街下行膝上一尺二寸許中行左右各三指按捺上有肉起如伏兎之狀故名伏兎在此肉起後交紋中灸三壯　一云禁灸

伏兎　從髀關下行膝上六寸起肉間正跪坐而取之禁灸千金云狂邪鬼語灸百壯或五十壯

陰市　從伏兎下行三寸在伏兎之下陷中拜揖而取之禁灸

梁邱　從陰市下行一寸兩筋間灸三壯

犢鼻　從梁邱下行過膝蓋骨下胻骨上陷中俗名膝眼

此處陷中兩旁有孔狀如牛鼻在外側者故名灸三壯

足三里　從犢鼻下行髀骨外側大筋內宛宛中坐而豎

膝低跗取之千金云灸二百壯至五百壯本云灸三壯

小兒忌灸

上巨虛　從足三里下行三寸兩筋骨陷中舉臂取之灸

三壯

條口　從上巨虛下行二寸舉足取之灸三壯

下巨虛　從條口下行二寸兩筋骨陷中蹲地舉足取之

灸三壯

豐隆　從下巨虛復斜向後上行在足外踝上八寸骱骨外廉陷中灸三壯

解谿　從豐隆內循下足腕上中行陷中在冲陽後一寸五分灸三壯

冲陽　從解谿下行足跗上卽脚面也高骨間動脈灸三壯

陷谷　從冲陽下行二寸至足大指之次指本節後陷中去內庭二寸灸三壯

內庭　從陷谷下至足大指之次指本節前岐骨外間陷中灸三壯

厲兌　從內庭下行足大指次指之端去爪甲如韭葉許灸一壯

脾經穴歌

足太陰脾由足拇隱白先從內側起大都太白歷公孫商邱直上三陰塢漏谷地機陰陵泉血海箕門冲門抵府舍腹結大橫上腹哀食竇天谿連胸鄉周榮大包盡二十一穴太陰全

脾經穴圖

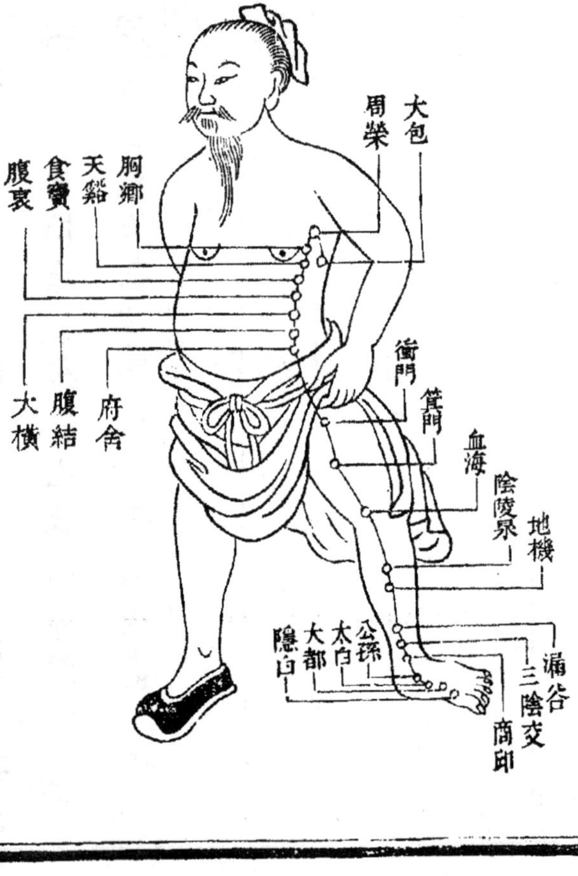

脾經二十一穴分寸

隱白　穴在足大指內側端後去爪甲角如韭葉許灸三壯

大都　從隱白行足大指內側次指末骨縫赤白肉際陷中灸三壯

太白　從大都行足大指後內側內踝前橫骨下赤白肉際陷中灸三壯

公孫　從太白上行足大指本節後一寸內踝前陷中灸三壯

商邱　從公孫上行內踝下微前陷中灸三壯

三陰交　從商邱上行內踝尖上三寸夾骨陷中灸三壯

漏谷一名太陰絡　從三陰交上行三寸夾骨陷中灸三壯

地機一名脾舍　從漏谷上行五寸在膝下五寸內側夾骨陷中灸五壯

陰陵泉　從地機上行膝下內側曲膝橫紋頭陷中灸三壯

血海一名百蟲窠　從陰陵泉上行在膝臏上一寸內廉白肉際陷中灸五壯

箕門　從血海上行在魚腹上越兩筋間陰股內廉動脈應手不禁重按灸三壯

衝門一名慈宮　從箕門上行橫骨兩端約紋中動脈去腹中行旁開三寸半灸五壯

府舍　從衝門上行七分去腹中行亦旁開三寸半灸五壯

腹結一名腹屈　從府舍上行三寸去腹中行三寸半灸五壯

大横　從腹結上行一寸三分去中行三寸半灸五壯

腹哀　從大横上行三寸半在日月下一寸五分去中行三寸半灸五壯

食竇　從腹哀上行三寸或從乳上三肋間動脈應手處往下六寸四分去胸中行旁開六寸舉臂取之灸五壯

天谿　從食竇上行一寸六分去胸中行旁開六寸仰而取之灸五壯

胸鄉　從天谿上行一寸六分去胸中行旁開六寸仰而取之灸五壯

周榮　從胸鄉上行一寸六分去胸中行旁開六寸仰而取之灸五壯

大包　從周榮外斜下行過少陽胆經淵液穴下三寸至腋下六寸許出九肋間季脇端灸三壯

心經穴歌

手少陰心起極泉青靈少海靈道全通里陰郄神門下少府少衝小指邊

心經穴圖

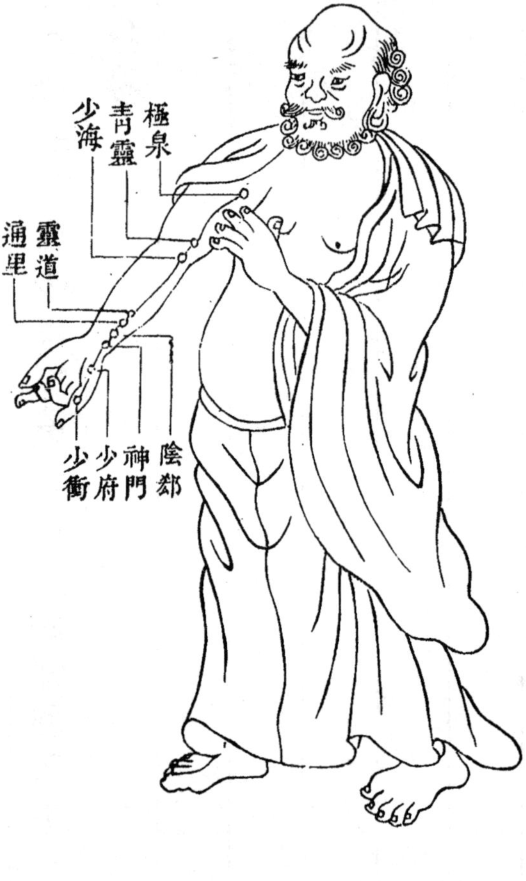

心經九穴分寸

極泉　穴在腋下臂內筋間動脈引胸中灸七壯

青靈　從極泉下行至肘在肋上三寸伸肘舉臂取之灸三壯

少海（一名曲節）　從青靈下行肘內廉節後大骨外上去肘端五分肘內橫紋頭屈肘向頭取之灸三壯一云禁灸

靈道　從少海下行掌後一寸五分灸三壯

通里　從靈道下行五分循腕側外腕後一寸陷中灸三壯

陰郄（一名手少陰郄）　從通里內行五分掌後脈中去腕五分當

小指之後灸三壯

神門一名兌冲一名中都　從陰郄行掌後銳骨端陷中灸三壯或七壯炷如小麥

少府　從神門行手小指本節末外側骨縫陷中灸三壯

少衝　從少府行小指內側端去爪甲如韭葉許灸一壯一日三壯

小腸經穴歌

手太陽經小腸穴，少澤先於小指列，前谷後谿腕骨間，陽谷須同養老設，支正小海上肩貞，臑俞天宗秉風合，曲垣肩外復肩中，天窗循次上天容，此經穴數一十九，還有顴髎入聽宫。

小腸經穴圖

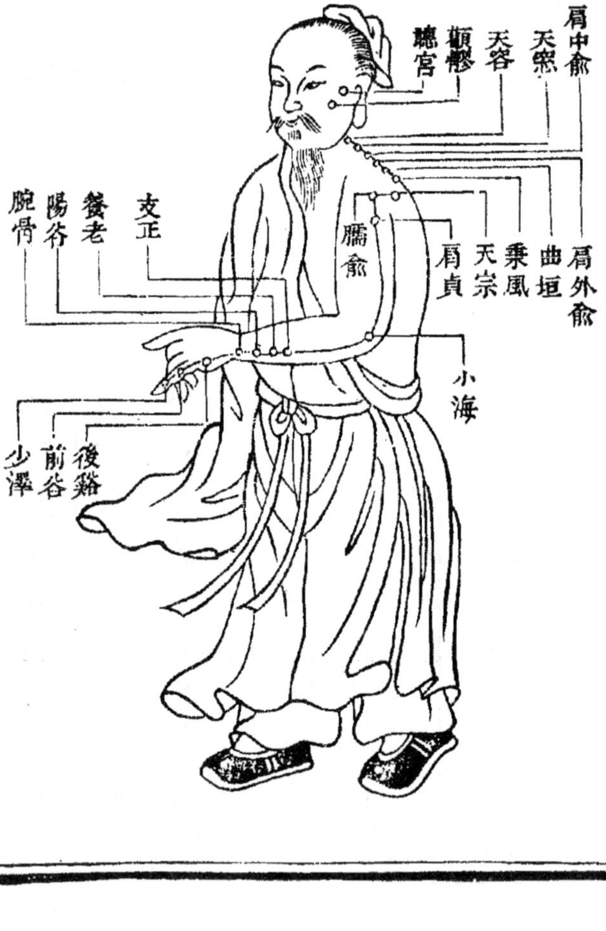

小腸經十九穴分寸

少澤　穴在手小指外側端去爪甲角一分陷中一名小吉

灸一壯

前谷　從少澤上行手小指外側本節前陷中灸三壯

後谿　從前谷上行手小指本節後外側横紋尖上陷中

仰手握拳取之灸三壯

腕骨　從後谿上行手掌外側腕前起骨下罅縫陷中灸

三壯

陽谷　從腕骨上行手掌外側腕下銳骨下陷中灸三壯

養老　從陽谷上行手下銳骨上一空腕後一寸許陷中

灸三壯

支正　從養老上行外廉四寸灸三壯

小海　從支正上行肘外大骨外去肘端五分陷中屈手向頭取之灸五壯七壯

肩貞　從小海上行肩曲胛骨下大骨旁兩骨解間肩端後陷中灸三壯

臑俞　從肩貞上行肩端臑上肩骨下胛骨上廉陷中舉臂取之灸三壯

天宗　從臑俞上行肩骨下陷中灸三壯

秉風　從天宗上行肩上小髃骨舉臂有空灸三壯

曲垣　從乘風上行肩中央曲胛陷中按之應手痛灸三壯

肩外俞　從曲垣上行肩胛上廉去脊旁開三寸陷中灸三壯

肩中俞　從肩外俞上行肩胛內廉去脊督脉之大椎穴旁開二寸陷中灸十壯

天窻一名窻籠　從肩中俞上行頸大筋前曲頰下動脉應手陷中灸三壯

天容　從天窻上行耳下曲頰後灸三壯

顴髎一名兌骨　從天容上行面頄骨下廉銳骨端陷中禁灸

聽宮 一名多所聞 從顴髎上行耳中之珠大如赤小豆灸三壯

膀胱經穴歌

足太陽經六十三睛明攢竹曲差參五處承光接通天絡郄玉枕天柱邊大杼風門引肺俞厥陰心膈肝胆居脾胃三焦腎俞次大腸小腸膀胱俞中膂白環皆二行去脊中間二寸許上髎次髎中復下會陽須下尻旁取還有附分在三行二椎三寸半相當魄戶膏肓與神堂譩譆膈關魂門旁陽綱意舍及胃倉肓門志室連胞肓秩邊承扶殷門穴浮郄相鄰是委陽委中再下合陽去承筋承山相次長飛陽附陽達崑崙僕參申脈過金門京骨束骨近通谷小指外側壽至陰

膀胱經穴圖

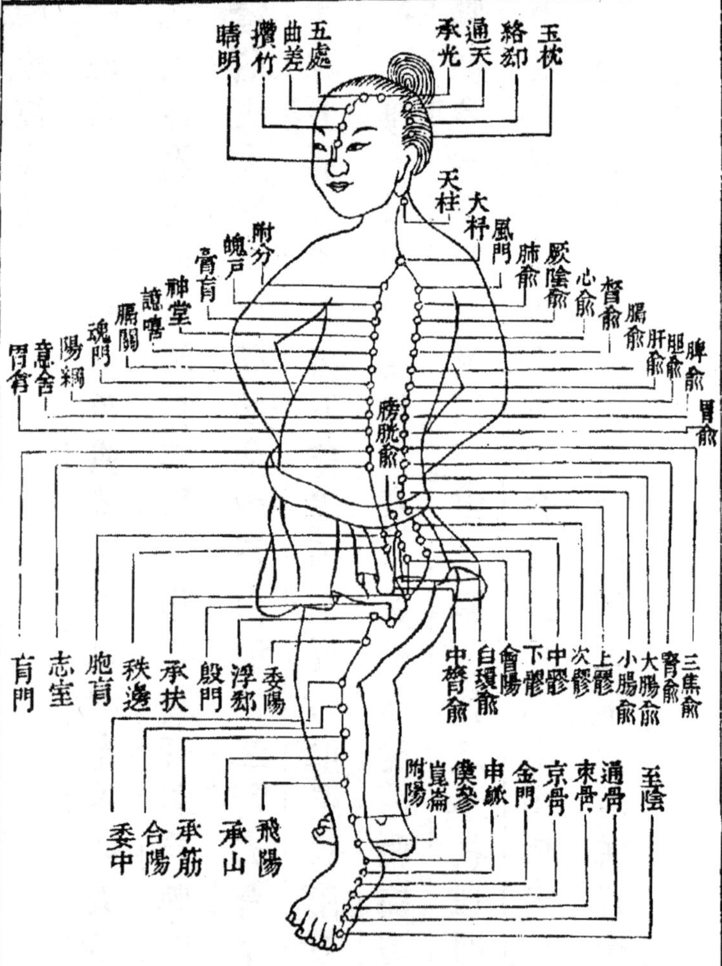

玉枕
絡卻
通天
承光
五處
曲差
攢竹
睛明
天柱
大杼
風門
肺俞
厥陰俞
心俞
督俞
膈俞
肝俞
胆俞
脾俞
胃俞
附分
魄戶
膏肓
神堂
譩譆
膈關
魂門
陽綱
意舍
胃倉
膀胱俞
三焦俞
腎俞
大腸俞
小腸俞
上髎
次髎
中髎
下髎
會陽
白環俞
中膂俞
肓門
志室
胞肓
秩邊
承扶
殷門
浮郄
委陽
至陰
通骨
束骨
京骨
金門
申脈
僕參
崑崙
附陽
委中
合陽
承筋
承山
飛陽

膀胱經六十三穴分寸

睛明　穴在目內眥外一分宛宛中灸三壯一曰禁灸

攢竹　從睛明上行眉頭陷者中不宜灸

曲差一名鼻冲　從攢竹上行髮際間俠督脉之神庭穴旁開

一寸五分正頭取之灸三壯五壯

五處　從曲差後行五分俠督脉之上星穴旁開一寸五

分灸三壯一云禁灸

承光　從五處後行一寸五分禁灸

通天一名天白　從承光後行一寸五分俠督脉之百會穴旁

開一寸五分灸三壯

絡郄　從通天後行一寸五分灸三壯

玉枕　從絡郄後行一寸五分灸三壯

天柱　從玉枕俠項後大筋外廉下行髮際陷中禁灸

大杼　從天柱下行以項後第一椎下兩旁相去脊中各二寸陷中正坐取之灸五壯七壯

風門（一名熱府）　從大杼下行二椎下兩旁相去脊中各二寸正坐取之灸五壯

肺俞　從風門下行三椎下去脊中各二寸又以手搭背左取右右取左當中指末是穴正坐取之千金云肺俞對乳引繩度之灸三壯一曰百壯

厥陰俞　從肺俞行四椎下去脊中二寸正坐取之灸七壯

心俞　從厥陰俞行五椎下去脊中二寸正坐取之甲乙經曰禁灸千金方言風中心急灸心俞百壯

膈俞　心俞之下有督俞在第六椎下去脊中二寸從督俞行七椎下亦去脊中二寸皆正坐取之灸三壯

肝俞　從膈俞行九椎下去脊中二寸正坐取之灸三壯

膽俞　從肝俞行十椎下去中行二寸正坐取之灸三壯

脾俞　從膽俞行十一椎下去中二寸正坐取之灸三壯

胃俞　從脾俞行十二椎下去中二寸正坐取之灸三壯

三焦俞　從胃俞行十三椎下去中行二寸正坐取之灸三壯五壯

腎俞　從三焦俞行十四椎下與臍平去脊二寸正坐取之灸三壯一日灸隨年數

大腸俞　腎俞之下有氣海俞在十五椎下去脊二十從氣海俞行十六椎下去脊中二寸伏而取之灸三壯

小腸俞　大腸俞下有關元俞在十七椎下去脊中二寸此從關元俞行十八椎下去脊二寸伏而取之灸三壯

膀胱俞　從小腸俞行十九椎下去脊中二寸伏而取之灸三壯

中膂俞一名脊内俞　從膀胱俞行二十椎下去脊中二寸俠脊胛起肉間伏而取之灸三壯

白環俞　從中膂俞行二十一椎下去脊中二寸伏而取之灸三壯甲乙言不可灸

上髎　從白環俞行腰髁骨下一寸俠脊兩旁第一空陷中灸七壯

次髎　從上髎行俠脊旁第二空陷中灸七壯

中髎　從次髎行俠脊旁第三空陷中灸七壯

下髎　從中髎行俠脊旁第四空陷中灸三壯

會陽　從下髎行陰尾尻骨兩旁五分許一名利機灸五壯

附分　自大杼別脉其支者從肩膊內循行第二椎下附項內廉兩旁相去脊中各三寸半正坐取之灸五壯

魄戶　從附分下行第三椎下去脊中各三寸半正坐取之灸五壯

膏肓　從魄戶下行第四椎下五椎上此穴居中去脊中各三寸半正坐曲脊取之千金翼云先令病人正坐曲脊伸兩手以臂著膝前令正直手大指與膝頭齊以物支肘勿令臂動乃從胛骨上角摸索至胛骨下頭其間當有四肋三間依胛骨之際相去骨際如容側指許按其中一間空處自覺牽引肩中是其穴也左右各灸至

百壯或三五百壯多至千壯當氣下襲襲然如流水之
降若停痰宿疾亦必下也若病人已困不能正坐當令
側卧挽上臂令前索孔穴灸之又取法以右手搭左肩
上中指稍所不及處是穴左取亦然

神堂　從膏肓下行第五椎下去脊中各三寸半陷中正
坐取之灸五壯

譩譆　從神堂下行第六椎下去脊中各三寸半正坐取
之灸五壯

膈關　從譩譆下行第七椎下去脊中各三寸半正坐開
肩取之灸五壯

魂門 從膈關下行第九椎下去脊中各三寸半陷中正坐取之灸三壯

陽綱 穴在十椎下去取同魂門 灸三壯七壯

意舍 穴在十一椎下去取同上灸七壯一云五十壯至百壯

胃倉 穴在十二椎下去取同上灸五壯一云五十壯

肓門 穴在十三椎下又肋間陷中前與鳩尾相對去取同上灸三壯

志室 穴在十四椎下陷中去取同上灸三壯七壯

胞肓 穴在十九椎下陷中去脊中各三寸半伏而取之

灸五壯七壯

秩邊　穴在二十一椎下陷中去脊中各三寸半伏而取之灸五壯

承扶　一名肉郄一名皮部一名陰關　從秩邊下行在尻臀下陰股上約紋中灸三壯

殷門　從承扶下行六寸膕上兩筋之間灸三壯一云在浮郄下二寸又云六寸

浮郄　從殷門外循斜上一寸屈膝得之灸三壯又云在委陽上一寸

委陽　從浮郄下行仍在承扶穴下六寸屈膝取之委陽

穴也而與會陽下合膕中也灸三壯

委中　從委陽下行膕中央約紋動脉陷中令人仰頦至地伏臥取之灸三壯一云禁灸

合陽　從委中下行膝膕約紋下三寸灸五壯

承筋（一名腨腸　一名直腸）　從合陽下行腨腸中央陷中腳跟上七寸灸三壯

承山（一名魚腹）　從承筋下行腿肚下尖分肉間陷中灸五壯至七七壯

飛陽（一名厥陽）　從承山斜行足外踝後上七寸陷中灸三壯

附陽　從飛陽下行足外踝上三寸筋骨之間灸三壯一

云七壯

崑崙　從附陽下行足外踝後五分跟骨上陷中細動脉應手灸三壯

僕參　一名安邪　從崑崙下行足跟骨下陷中拱足取之灸七壯

申脉　從僕參行足外踝下五分陷中容爪甲許白肉際灸三壯

金門　一名關梁　從申脉下行一寸灸三壯一云七壯炷如小麥

京骨　從京門行足外側大骨下赤白肉際陷中按而得

之小指本節後大骨名京骨其穴在骨下灸七壯

束骨　從京骨行足小指外側本節後陷中赤白肉際灸三壯

通谷　從束骨行足小指外側本節後陷中灸三壯

至陰　從通谷行足小指外側去爪甲角如韭葉灸三壯五壯

心包經穴歌

心包九穴天池近，天泉曲澤郄門認，間使內關踰大陵，勞宮中衝中指盡。

心胞經穴圖

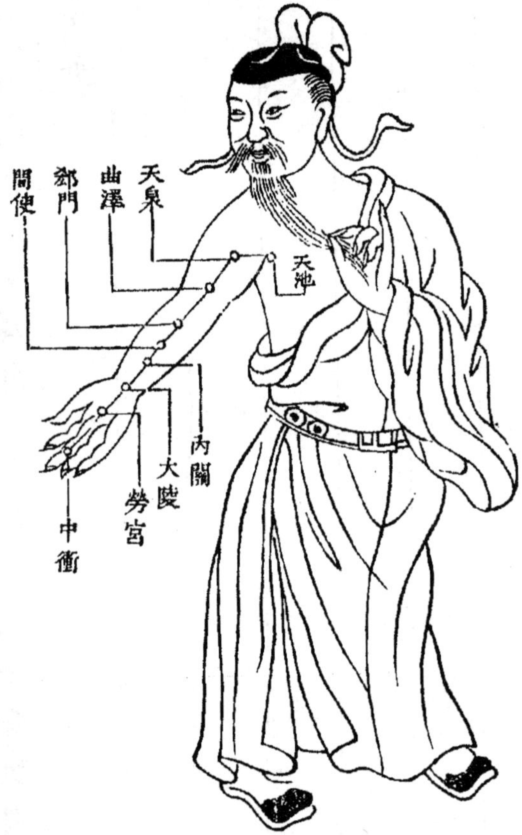

心包經九穴分寸

天池　穴在乳旁二寸許直腋下行三寸脇之撅起肋骨間　一名天會　灸三壯

天泉　一名天濕　在曲腋下去肩臂二寸舉臂取之灸三壯

曲澤　從天泉下行肘內廉大筋內側横紋頭下陷中動脉　灸三壯

郄門　從曲澤下行掌後去腕五寸灸五十壯

間使　從郄門下行掌後去腕三寸兩筋間陷中灸五壯

內關　從間使下行掌後去腕二寸兩筋間灸五壯

大陵　從內關下行掌後骨下横紋中兩筋間陷中灸三

壯

勞宮一名五里　一名掌中從大陵下行掌中央動脈屈無名指取之

灸三壯

中衝　從勞宮下行手中指之端去爪甲角如韭葉許陷

中灸一壯

腎經穴歌

足少陰俞二十七湧泉然谷照海出太谿水泉連大鍾復溜交信築賓立陰谷橫骨趨大赫氣穴四滿中注得盲俞商曲石關蹲陰都通谷幽門直步廊神封出靈墟神藏或中俞府畢

腎經穴圖

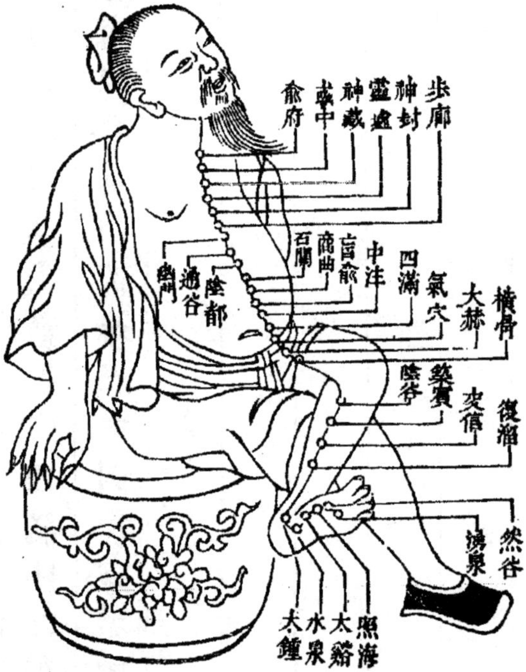
步廊
神封
靈墟
神藏
彧中
俞府
石關
商曲
肓俞
中注
四滿
氣穴
大赫
橫骨
幽門
通谷
陰都
築賓
陰谷
交信
復溜
然谷
湧泉
照海
太谿
水泉
太鍾

腎經二十七穴分寸

湧泉一名地冲穴在足心陷中伸腿屈足卷指宛宛中灸三壯

然谷 從湧泉上行足內踝前起大骨下陷中灸三壯

太谿 從然谷行足內踝後五分跟骨上動脉陷中灸三壯

大鍾 從太谿行足跟後跟中大骨上兩筋間灸三壯

水泉 從大鍾行太谿下一寸內踝下灸五壯

照海 從水泉行足內踝下四分前後有筋上有踝骨下有軟骨之中陷中灸三壯

復溜一名伏白一名昌陽 從照海行足內踝後上除踝一寸陷者中

前傍骨是復溜後傍骨是交信二穴止隔一筋灸五壯

七壯

交信 從復溜斜外正行復溜穴之後二寸許後傍筋灸

三壯

築賓 從交信斜外上行過三陰交穴上腨分中腨俗名腿肚

灸五壯

陰谷 從築賓上行膝下內輔骨後大筋下小筋上按之

應手屈膝得之灸三壯

橫骨 從陰谷上行入腹陰上橫骨中宛曲如仰月中央

去任脉之中行旁開五分一名下橫灸三壯

大赫 一名陰維 一名陰關 從橫骨上行一寸去中行五分灸五壯

氣穴 一名胞門 一名子戶 從大赫上行一寸去中行五分灸五壯

四滿 一名髓府 從氣穴上行分寸同上灸三壯

中注 從四滿上行分寸同上灸三壯

肓俞 從中注上行一寸直臍旁去臍中五分灸五壯

商曲 從肓俞上行二寸亦去中行旁開五分灸五壯

石關 從商曲上行一寸去中行旁開五分灸三壯

陰都 一名食宮 從石關上行分寸同上灸三壯

通谷 從陰都上行一寸陷中去中行旁開五分灸五壯

幽門 一名上門 從通谷上一寸去巨闕旁各五分陷中灸五壯

步廊　從幽門上行一寸六分陷者中去中行旁開二寸仰而取之灸五壯
神封　從步廊上行分寸同上仰而取之灸五壯
靈墟　從神封上行分寸同上仰而取之灸五壯
神藏　從靈墟上行一寸六分亦去中行旁開二寸陷中仰而取之灸五壯
彧中　從神藏上行分寸同上仰而取之灸五壯
俞府　從彧中上行巨骨之下俠任脈之璇璣中行旁開二寸陷中仰而取之灸五壯

三焦穴歌

手少陽經三焦位二十三穴起關衝液門中渚陽池歷外

關支溝會宗逢三陽絡入於四瀆注於天井淸冷中消濼

臑會肩髎穴天髎天牖經翳風瘈脉顱息角孫入耳門和

髎絲竹空

三焦經穴圖

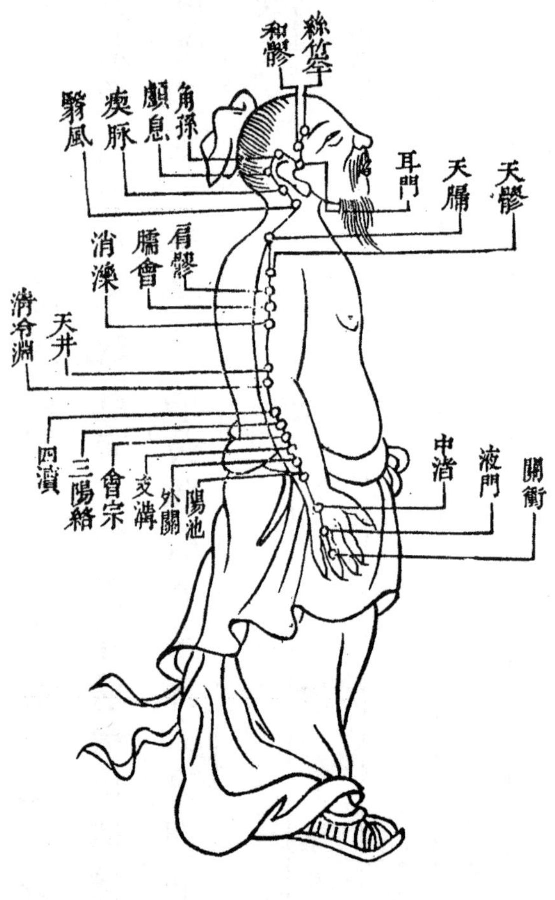

三焦經二十三穴分寸

關衝　穴在手四指外端去爪甲如韭葉許灸三壯

液門　從關衝上行手小指次指岐骨間陷中握拳取之灸三壯

中渚　從液門上行一寸陷中握拳取之灸三壯

陽池一名別陽　從中渚由四指末節直上行手表腕上陷中灸三壯

外關　從陽池上行手腕後二寸兩骨間陷中灸三壯

支溝一名飛處　從外關上行一寸兩骨間陷中灸七壯

會宗　從支溝外開一寸以支溝會宗二穴相並平直空

中相離一寸灸三壯

三陽絡（一名通間）　從會宗內斜上行一寸臂上大交脉灸五壯

四瀆　從三陽絡上行肘前五寸外廉陷中灸三壯

天井　從四瀆斜外上行肘外大骨尖後肘上一寸兩筋叉骨罅中屈肘拱胸取之灸三壯

清冷淵　從天井上行一寸伸肘舉臂取之灸三壯

消濼　從清冷淵上行肩下臂外肘上分肉間灸五壯

臑會（一名臑髎）　從消濼上行臑外去肩端三寸宛宛中灸五壯

肩髎　從臑會上行肩端臑上陷中斜舉臂取之灸三壯

天髎　從肩髎上行肩缺盆中直是少陽經之肩井穴後一寸灸三壯

天牖　從天髎上行頸大筋外缺盆上天容後天柱前完骨下髮際中夾耳後一寸不宜灸

翳風　從天牖上行耳後尖角陷中按之引耳中痛灸七壯

瘈脉（一名資生）　從翳風上行耳後中間雞足青絡脉中灸七壯

顱息　從瘈脉行耳後上間青絡脉中灸七壯甲乙經曰

灸三壯

角孫　從顱息上行耳上上間髮際下開口有空灸三壯

耳門　從角孫繞行耳前起肉當耳缺處陷中禁灸

和髎　從耳門行耳前兌髮下橫動脉中兌髮下卽髮角也灸三壯

絲竹空　從和髎上行眉後陷中禁灸

膽經穴歌

足少陽經童子髎四十三穴行迢迢聽會客主頷厭集懸顱懸釐曲鬢翹率谷天衝浮白次竅陰完骨本神至陽白臨泣開目窗正營承靈腦空是風池肩井淵腋長輒筋日月京門鄉帶脉五樞維道續居髎環跳市中瀆陽關陽陵復陽交外邱光明陽輔高懸鍾邱墟足臨泣地五俠谿竅陰畢

膽經穴圖

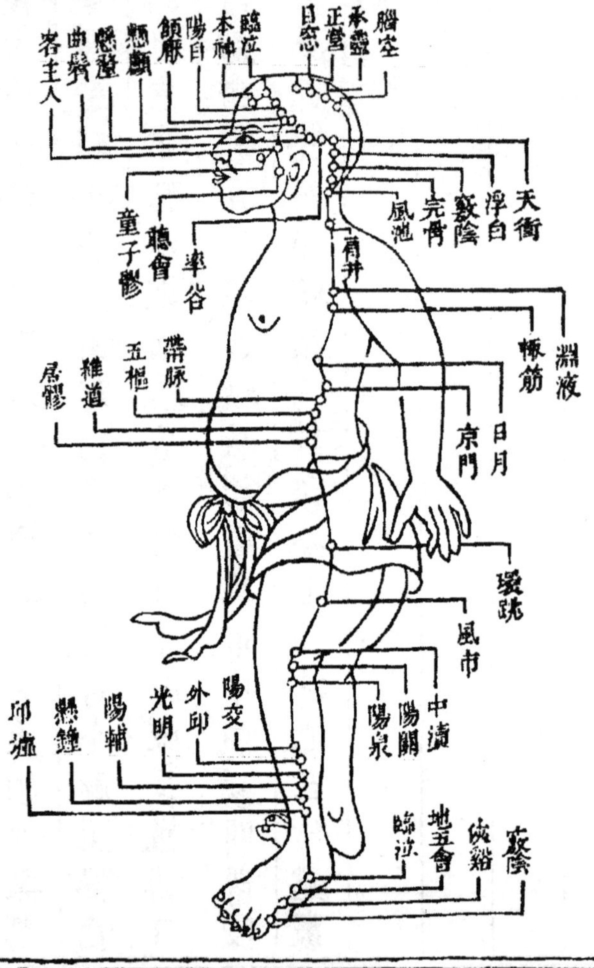

腦空
承靈
正營
目窗
臨泣
本神
陽白
頷厭
懸顱
懸釐
曲鬢
客主人
天衝
浮白
竅陰
完骨
風池
童子髎
聽會
率谷
肩井
淵液
輒筋
帶脈
五樞
維道
居髎
日月
京門
環跳
風市
中瀆
陽關
陽泉
陽交
外邱
光明
陽輔
懸鐘
邱墟
竅陰
俠谿
地五會
臨泣

膽經四十三穴分寸

童子髎　一名太陽　一名前關　穴在目銳眥去眥五分灸三壯

聽會　從童子髎下外斜行耳前起骨上面下一寸耳珠下動脉宛宛中開口有空側臥張口取之灸三壯

客主人　一名上關　從聽會上直行一寸開口有空側臥張口取之灸三壯

頷厭　從客主人上內斜行兩太陽曲角上廉灸三壯

懸顱　從頷厭後行耳前曲角上兩太陽之中灸三壯

懸釐　從懸顱後行耳前曲角上兩太陽下廉灸三壯

曲鬢　從懸釐後行耳前入髮際曲隅陷中鼓頷有空灸

三壯

率谷 從曲鬢後行耳上入髮際寸半陷者宛宛中嚼牙取之灸三壯

天衝 從率谷後行耳後三分許入髮際二寸灸三壯

浮白 從天衝下行耳後入髮際一寸灸三壯

竅陰一名枕骨 從浮白下行耳後完骨上枕骨下搖動有空灸三壯

完骨 從竅陰行耳後入髮際四分灸三壯

本神 從完骨折上行神庭三寸直耳上入髮際四分灸七壯

陽白　從本神行眉上一寸直瞳子灸三壯

臨泣　從陽白上直行入髮際五分陷中正睛取之灸三壯一日禁灸

目窗一名至榮　從臨泣後行一寸灸五壯

正營　從目窗後行一寸灸三壯

承靈　從正營後行一寸五分灸五壯

腦空一名顳顬　從承靈後行一寸五分灸五壯

風池　從腦空下行耳後下髮際陷中大筋外廉拔之引於耳中灸三壯七壯炷宜小

肩井　從風池下行肩上會其支者合缺盆上大骨前一

寸半以三指按取當中指下陷中灸三壯

淵腋（一名泉腋）　從肩井下行腋下三寸宛宛中舉臂取之禁灸

輒筋　從淵腋下行復行前一寸三肋端橫直蔽骨旁七寸五分半直兩乳側卧屈上足取之灸三壯

日月（一名神光）　從輒筋行乳下二肋端縫下五分灸五壯

京門（一名氣腧　一名氣府）　從日月行監骨腰中季脇本俠脊臍上五分旁開九寸半側卧屈上足伸下足舉臂取之灸三壯

帶脉　從京門下行季脇下一寸八分陷中臍上二分旁

開八寸半灸五壯

五樞　從帶脉下三寸一曰水道旁寸半陷中灸五壯

維道一名外樞　從五樞下行過肝經之章門穴下五寸三分灸三壯

居髎　從維道下行三寸監骨上陷中灸三壯

環跳　從居髎下行髀樞中側卧伸下足屈上足取之灸三壯　環跳穴下行膝上外廉兩筋中以手着腿中指盡處風市穴也

中瀆　從風市下髀骨外膝上外廉五寸分肉間陷中灸五壯

陽關　從中瀆下行膝上二寸犢鼻外陷中禁灸

陽陵泉　從陽關下行膝下一寸外廉陷中尖骨前筋骨間蹲坐取之灸七壯

陽交　一名別陽　一名足髎　從陽陵泉下行足外踝上七寸內斜三陽分肉間灸三壯

外邱　從陽交行外踝上七寸外斜灸三壯

光明　從外邱下行外踝上五寸灸三壯

陽輔　一名分肉　從光明下行一寸輔骨前絕骨端內斜三分灸三壯

懸鐘　一名絕骨　從陽輔下行三寸外踝骨尖動脈中尋按取

之灸五壯

丘墟　從懸鐘行外踝下斜前陷中灸三壯

足臨泣　從丘墟下行三寸在足四指近小指本節後足跗間陷中灸三壯

地五會　從臨泣下行五分在足小指次指本節後間陷中禁灸

俠谿　從地五會下行一寸足小指次指本節前岐骨間陷中灸三壯

竅陰　從俠谿下行足小指四指外側端去爪甲角如韭葉灸三壯

肝經穴歌

足厥陰肝一十四大敦行間太衝是中封蠡溝伴中都膝關曲泉陰包次五里陰廉上急脉章門纔過期門至

肝經穴圖

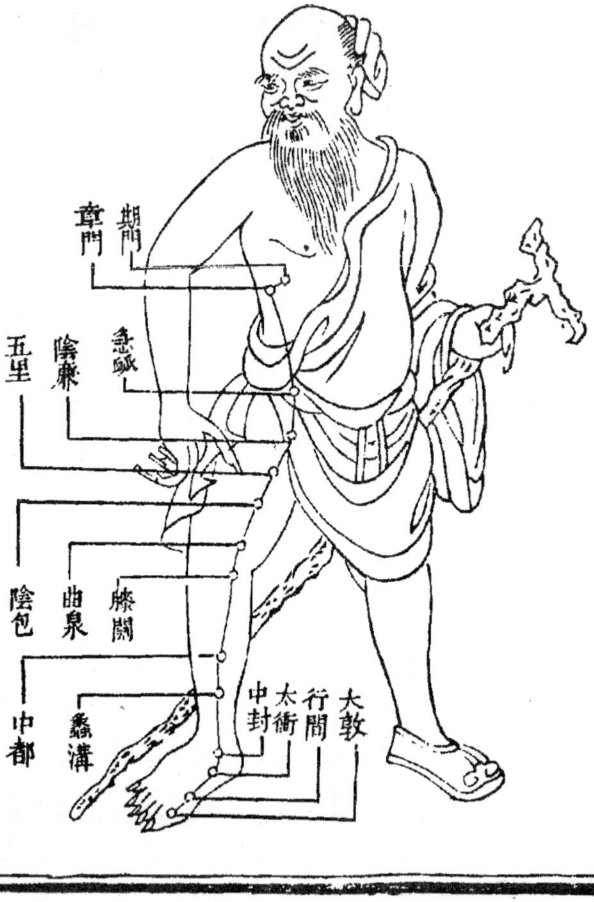

肝經十四穴分寸

大敦　穴在足大指端去爪甲後如韭葉許外側聚毛中一云內側爲隱白外側爲大敦灸三壯

行間　從大敦上行足大指次指岐骨縫間動脉應手陷中灸三壯

太衝　從行間上行二寸足跗間動脉應手陷中灸三壯

中封　從太衝上行足內踝前一寸筋裏宛宛中一名懸泉灸三壯千金云五十壯

蠡溝一名交儀　從中封上行內踝上五寸灸三壯

中都一名中郄　從蠡溝上行二寸當胻骨中灸五壯

膝關　從中都上行挾鼻下二寸旁陷者中灸五壯

曲泉　從膝關上行膝內輔骨下大筋上小筋下陷中屈

膝橫紋頭取之灸三壯

陰包　從曲泉上行膝上四寸股內廉兩筋間蹠足取之

看膝內側有槽中灸三壯

五里　從陰包上行在足陽明之氣衝穴下三寸陰股中

動脉應手灸五壯

陰廉　從五里上行羊矢下斜裏三分直上氣衝下二寸

動脉陷中灸三壯　羊矢在陰旁股內約紋縫中皮肉

間有核如羊矢故名

急脉　從陰廉上行陰上中行兩旁相去二寸半按之隱指而堅甚按則痛引上下此厥陰之大絡故曰厥陰急脉卽睾之系也可灸而不可刺　經脉篇曰足厥陰循股陰入毛中過陰器　又曰其别者循脛上睾結於莖然此實厥陰之正脉而會於陽明者也按此穴自甲乙經以下諸書皆無是遺誤也今增入之

章門 一名長平 一名脇髎　從急脉上行足太陰脾經之大横穴外季脇直臍軟骨端臍上二寸兩旁開六寸側卧屈上足伸下足舉臂取之　一云肘尖盡處是穴　一云在臍上一寸八分兩旁各八寸半季脇端　一云在臍上二

寸兩旁各六寸寸法以胸前乳間横折八寸約取之灸三壯一云百壯

期門　從章門上行足陽明胃經之不容穴旁一寸五分上直乳第二肋端灸五壯七壯

奇經八脈

經論督脈尺寸中央三部俱浮直上直下督脈起於下極之腧並於脊裏上至風府入腦上巔循額至鼻柱極於上齒縫中斷交穴張潔古曰督者都也爲陽脈之都綱

任脈寸口脈緊細實長至關又曰寸口邊丸丸任者妊也爲陰脈之海起於中極之下循腹裏由關元上咽至承漿下斷交極目下承泣穴爲陰脈之都綱也

衝脈尺寸中央俱牢直上直下起於氣街挾臍左右上行至胸中而散爲十二經之根本故稱經脈之海亦

稱血海

陽蹻脉寸部左右彈起於足跟中上外踝循脇上肩夾口吻至目極於耳後風池穴

陰蹻脉尺部左右彈起於足跟上內踝循陰上胸至咽極於目內眥睛明穴

帶脉關部左右彈起於季脇周圍一周如束帶然

陰維脉尺外斜上至寸起於諸陰之交發於內踝上五寸循股入小腹循脇上胸至頂前而終

陽維脉尺內斜上至寸起於諸陽之會發於足外踝下一寸五分循膝上髀厭抵少腹循頭入耳至本神而

止

彙辨云奇經者在十二經脈之外無臟腑與之配偶故曰奇夫藏府之脈寸關尺有定位浮中沉有定體弦鈎毛石有定形此則另爲一脈形狀固異而隧道亦殊病證不同而診治自別

李時珍云八脈不拘制于十二經正經之脈隆盛則溢於奇經故秦越人比之天雨降下溝渠溢滿霶沛妄行流於河澤陽維主一身之表陰維主一身之裏以乾坤言也陽蹻主一身左右之陽陰蹻主一身左右之陰以東西言也督主身後之陽任衝主身前之陰以南北言也

帶脉橫束諸脉以六合言也

任脉穴歌

任脉穴行二十四會陰潛伏兩陰間曲骨之前中極在關元石門氣海邊陰交神闕水分處下脘建里中脘前上脘巨闕連鳩尾中庭膻中玉堂裏紫宫華蓋璇璣天突廉泉承漿止

任脈穴圖

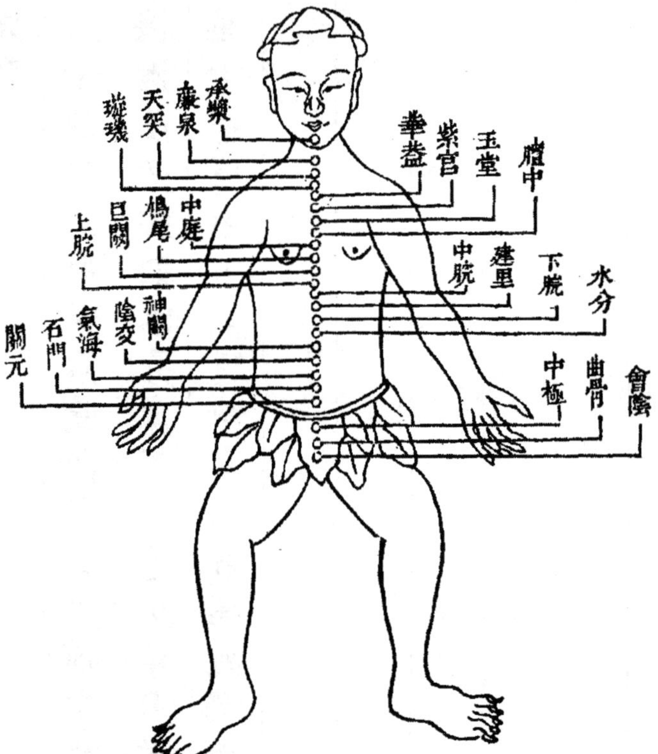

任脉二十四穴分寸

會陰一名屏翳　穴在前陰後陰之中間任督衝三脉所起督由會陰而行背任由會陰而行腹衝由會陰而行足灸三壯

曲骨　從會陰上行横骨上毛際陷中動脉應手臍下五寸灸三壯七壯

中極一名玉泉一名氣原　從曲骨上行在臍下四寸灸三壯一云百壯

關元一名大中極　從中極上行在臍下三寸此穴當人身上下四旁之中灸七壯

石門一曰命門一曰精露一曰丹田一曰利機　從關元上行在臍下二寸灸五壯

氣海　從石門上行在臍下一寸五分宛宛中灸五壯孕婦忌

陰交一名少關一名橫戶　從氣海上行在臍下一寸灸五壯一云百壯

神闕一名氣舍　從陰交上行當臍之中灸三壯

水分　從神闕上行臍上一寸灸五壯

下脘　從水分上行臍上二寸灸五壯

建里　從下脘上行臍上三寸灸五壯

中脘　從建里上行臍上四寸灸七壯一云二七壯至百壯

上脘　從中脘上行臍上五寸灸五壯

巨闕　從上脘上行在岐骨下二寸灸七壯

鳩尾　一名髃骬　一名尾翳　從巨闕上行一寸禁灸一云灸三壯

中庭　從鳩尾上行一寸陷中灸五壯

膻中　從中庭上行一寸六分橫兩乳間陷中灸七壯

玉堂　一名玉英　從膻中上行一寸六分陷中灸五壯

紫宮　從玉堂上行一寸六分陷中仰而取之灸五壯

華蓋　從紫宮上行一寸六分陷中灸五壯

璇璣　從華蓋上行一寸陷中仰而取之灸五壯

天突（一名玉戶）　從璇璣上行一寸在結喉下三寸宛宛中灸三壯

廉泉（一名本池，一名舌本）　從天突上行在頷下結喉上中央舌本下仰而取之灸三壯

承漿（一名天池，一名懸漿）　從廉泉上行在頤前下唇稜下陷中灸七壯

督脉穴歌

督脉行背之中行二十八穴始長強腰俞陽關入命門懸樞脊中中樞長筋縮至陽歸靈臺神道身柱陶道周大椎瘂門連風府腦戶強間後頂排百會前頂通囟會上星神庭素髎對水溝兑端在唇上齗交上齒縫之内

督脈穴圖

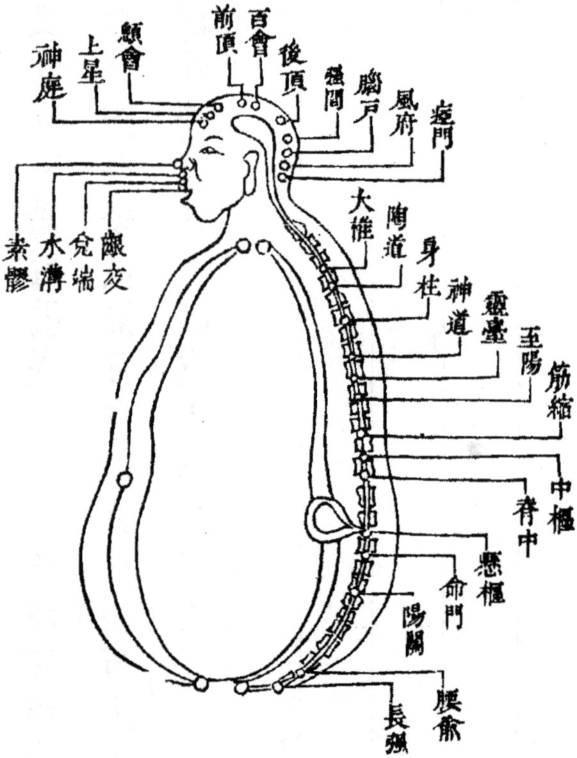

神庭
上星
顖會
前頂
百會
後頂
强間
腦戶
風府
瘂門
素髎
水溝
兌端
齦交
大椎
陶道
身柱
神道
靈臺
至陽
筋縮
中樞
脊中
懸樞
命門
陽關
腰俞
長强

督脈二十八穴分寸

長強 一名氣之陰郄一名橛骨 靈樞謂之窮骨亦名骨骶 穴在脊骶骨端督脈之別起於長強者卽繞篡後外合太陽循行尾閭間伏地取之灸三壯

腰俞 從長強貫脊上行二十一椎下灸五壯

陽關 穴在十六椎下灸三壯

命門 一名屬累 穴在十四椎下灸三壯

懸樞 穴在十三椎下灸三壯

脊中 一名神宗一名脊俞 穴在十一椎下禁灸

中樞 穴在十椎下禁灸

筋縮　穴在九椎下灸三壯

至陽　穴在七椎下灸三壯

靈臺　穴在六椎下灸三壯

神道　穴在五椎下灸五壯

身柱　穴在三椎下灸五壯

陶道　穴在一椎下灸五壯

大椎　一名百勞　穴在一椎之上灸五壯

瘂門　穴在項後入髮際五分宛宛中仰頭取之禁灸

風府　一名舌本　從瘂門入髮際一寸大筋內宛宛中禁灸

腦戶　一名合顱　從風府上行一寸五分枕骨上禁灸

強間 一名大羽 從腦戶上行一寸五分灸五壯

後頂 從強間上行一寸五分灸五壯

百會 從後頂上行一寸五分直兩耳尖頂陷中灸五壯

一曰頭頂不得過七壯

前頂 從百會前行一寸五分灸五壯

顖會 從前頂前行一寸五分灸五壯

上星 一名神堂 從囟會前行一寸灸五壯

神庭 從上星至前髮際灸三壯

素髎 一名面王 從前髮際上至鼻端準頭前後髮際合骨度共

一尺二寸禁灸

水溝一名人中穴在鼻下人中陷中灸三壯炷如小麥

兌端　穴在上唇端灸三壯炷如大麥

齦交　穴在唇內上齒縫中灸三壯

衝脉穴歌

衝脉俠臍起橫骨大氣四注肓俞同商石陰通幽門穴至胸散布任流行

衝脉十一穴分寸

橫骨 穴在少腹下尖陰上

大赫 氣穴 四海 中注 肓俞 商曲 石關

陰都 通谷 幽門 衝脉起於足陽明並於足少陰腹氣之衝俠臍中行左右各五分通共十一穴每穴上行相去各一寸 任督衝三脉皆起於胞中是三脉一源也

衝脈穴圖

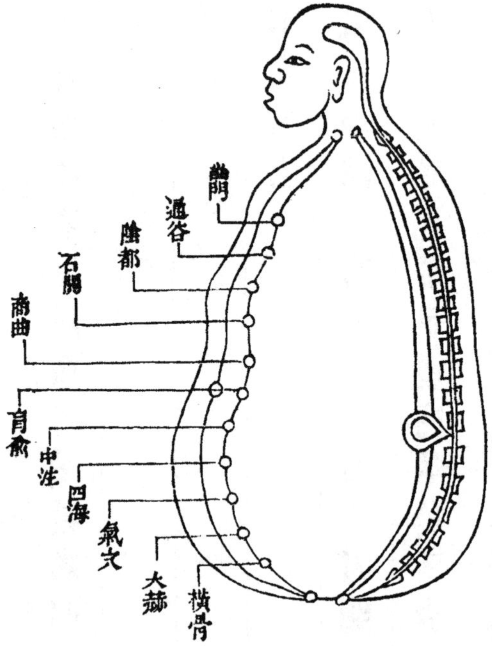

帶脉穴歌

帶起少陽帶𦙶穴繞行五樞維道間京門之下居髎上周廻季脇束帶然

帶脉三穴分寸

帶𦙶 穴在足少陽經季脇之下一寸八分

五樞 從帶𦙶穴下三寸

維道 從五樞下行過肝經之章門穴下五寸三分

足少陰別脉入跟中上腨至膕中別走而合太陽上至腎之氣穴穴當十四椎內與足少陰衝脉會外與足少陽帶脉合而不與衝脉偕行出於季脇屬少陽帶𦙶穴

帶衇穴圖

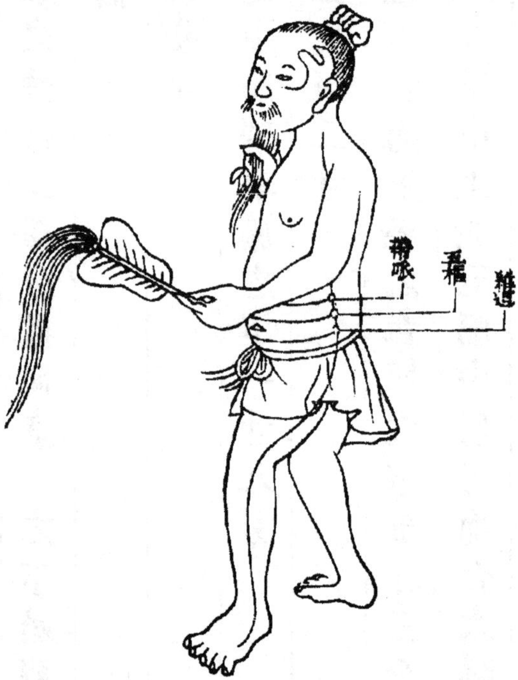

陽蹻脉歌

陽蹻脉起申僕陽居髎肩髃巨骨鄉臑俞地倉巨髎泣終於睛明一穴強

陽蹻者謂足太陽經之別脉也

陽蹻穴圖

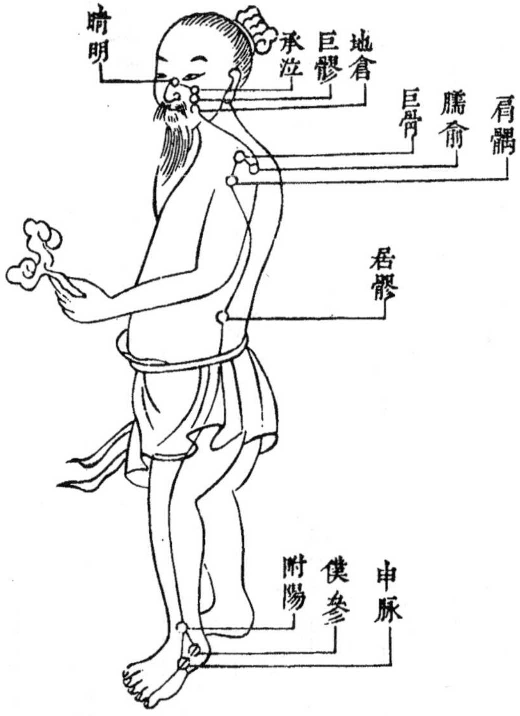

陽蹻脉十一穴分寸

申脉　穴在足太陽膀胱經足外踝下五分陷中

僕參　從申脉繞後跟骨下

附陽　從僕參又前斜足外踝上三寸

居髎　從附陽穴又與足少陽會於季脇軟骨端下八寸三分

肩髃　從居髎又與手陽明會於髆骨頭肩端上

巨骨　從肩髃上行肩尖上兩叉骨

臑俞　從巨骨又與手足太陽陽維會肩後大骨下胛上廉

地倉　從𫊸俞又與手足陽明會於夾口脗旁四分

巨髎　從地倉穴行於鼻孔旁八分

承泣　從巨髎又與任脉足陽明會於目下七分

睛明　從承泣又與足太陽足陽明陰蹻會於目内眥外

一分禁灸

陰蹻穴歌

陰蹻起於然谷穴上行照海交信列三穴原本足少陰足之太陽睛明接　陰蹻者足少陰之別脈也

陰蹻脈三穴分寸

然谷　起於足少陰腎經足內踝前大骨下陷中

照海　從然谷循內踝之下一寸是穴

交信　從照海穴下循太谿穴又郄於足內踝之上二寸直行交信穴從交信上循陰股入陰而行上循胸裏入缺盆上出人迎之前入頄鼻旁屬目內眥外宛宛中睛明穴合於一陽陽蹻上行氣並相還則爲濡目之用矣

陰蹻穴圖

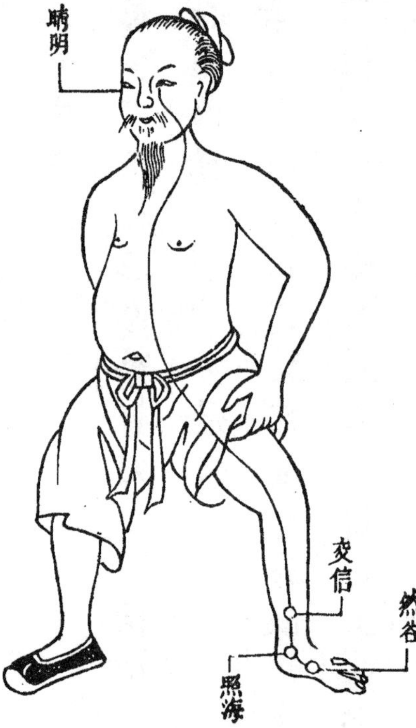

陽維脉歌

陽維脉起穴金門陽蹻天髎肩井深本神陽白並臨泣正營腦空風池逊風府瘂門此二穴項後入髮是其根

陽維穴圖

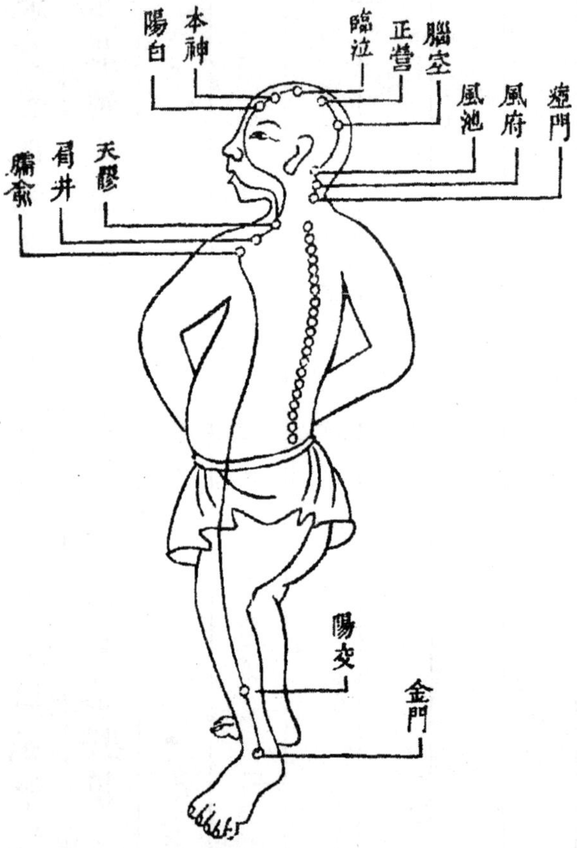

陽維脉十三穴分寸

金門　穴郎足太陽膀胱經之足外踝下一寸

陽交　從金門行于足少陽膽經足外踝上七寸

臑俞　與手足太陽及蹻脉會於肩後大骨下胛上廉

天髎　與手足少陽會于缺盆中上毖骨際

肩井　又會于肩上陷中

陽白　從肩井穴上頭與足少陽會于眉上一寸

本神 臨泣　二穴從陽白上行于目上直入髮際

正營　從臨泣上行二寸

腦空　從正營循行枕骨下

風池　從腦空下行至耳後大筋外廉

風府

瘂門　二穴與督脉會于項後

陰維穴歌

陰維之穴起築賓府舍大横腹哀循期門天突廉舌本此是陰維脉維陰

陰維脉七穴分寸

築賓　穴在足少陰腎經之足内踝後上腨分中

府舍　與足太陰交于少腹下去腹中行三寸半

大横　平臍去中行三寸半

腹哀　上行至乳下二肋端縫之下二寸

期門　又與足厥陰交于乳下二肋端縫

天突　又與任脉交于結喉下一寸宛宛中

廉泉　從天突穴上行在頷下結喉上中央舌本下

陰維穴圖

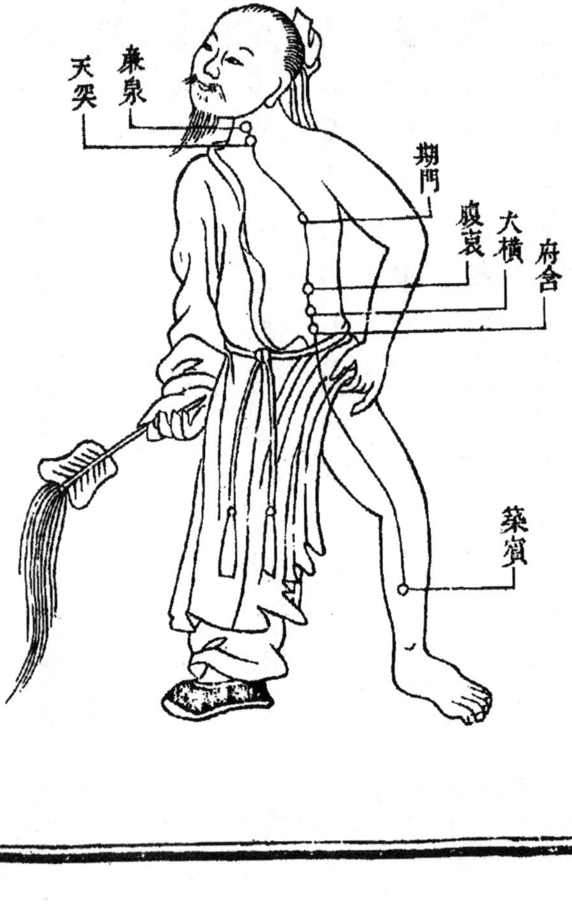

神灸經綸卷之三

古歙吳亦鼎硯丞編輯

證治本義

夫症者證也取證於外以驗其中必心無疑似病無遁情乃可以云治也苟證有未明而漫爲施治其能不誤人者寡矣所以古人立四診之法望以證其形色聞以證其音聲問其起居飲食而得所因切其脉象至息而知所病如此内外詳審皆有明證然後從而治之無不得心應手故夫醫之治病必若禹之治水疏之瀹之決之排之順水之性而無庸私智穿鑿爲也凡人身之經隧行有常度一失

其平則陰陽不和陰勝則陽病陽勝則陰病經義昭然有條不紊設診治者取證未確必至病在陰而反灸其陽病在陽而反灸其陰宜灸多者反與之少則火力不及而病不能除宜灸少者反與之多則火力太過而病反增劇更有禁灸之穴灸之損人尤不可不慎昔倉公論齊文王病引脉法曰年二十脉氣當趨三十當疾步四十當安坐五十當安卧六十以上氣當大董文王年未滿二十方脉氣之趨也而徐之不應天道四時後聞醫灸之即篤此論病之過也故年二十是謂易貿法不當砭灸砭灸至氣逐又言齊北宮司空命婦出於病意診其脉曰病氣疝客於膀

胱難於前後溲而溺赤灸其足厥陰之脉左右各一所即不遺溺而溲清以是知灸有所宜亦有所不宜在施治者具有灼見方可爲人決死生撥亂反正而不失爲良醫然此事誠有未易言者天有四時過不及之氣地有東西南北寒熱燥濕之不同人有老幼少壯膏梁藜藿之逈異又有先富後貧先貴後賤所遇不遂所欲病機發於隱微治之者或同病異治或異病同治非生有靈敏之質何能盡見人之五藏癥結難經曰知一爲下工知二爲中工知三爲上工上工者十全九中工者十全八下工者十全六由是觀之醫有脉證不明而能爲人全治者乎無有也人所

生病奇變百出有一病即有一名名不正則言不順言不順則事不成古之人所以見垣一方者無他焉明證善治而已矣

十二經主病經文

手太陰病肺脹滿膨膨而喘咳缺盆中痛甚則交兩手而瞀此爲臂厥是主肺所生病者咳上氣喘渴煩心胸滿臑臂內前廉痛厥掌中熱氣盛有餘則肩背痛風寒汗出中風小便數而欠氣虛則肩背痛寒少氣不足以息溺色變

手陽明大腸病則齒痛頸腫是主津液所生病者目黃口乾鼽衄喉痹肩前臑痛大指次指痛不用氣有餘則當脈

所過者熱腫虛則寒慄不復

足陽明胃病則洒洒振寒善呻數欠顏黑病至則惡人與火聞木聲則惕然而驚心欲動獨閉戶塞牖而處甚則欲上高而歌棄衣而走賁響腹脹是爲骭厥是主血所生病者狂瘧溫淫汗出鼽衄口喎唇胗頸腫喉痺大腹水腫膝臏腫痛循膺乳氣街股伏兔骭外廉足跗上皆痛中指不用氣盛則身以前皆熱其有餘於胃則消穀善飢溺色黃氣不足則身以前皆寒慄胃中寒則脹滿

足太陰脾病舌本強食則嘔胃脘痛腹脹善噫得後與氣則快然如衰身體皆重是主脾所生病者舌本痛體不能

動搖食不下煩心心下急痛溏瘕泄水閉黃疸不能臥強立股膝內腫厥足大指不用

手少陰心病嗌乾心痛渴而欲飲是爲臂厥是主心所生病者目黃脇痛臑臂內後廉痛厥掌中熱痛

手太陽小腸病嗌痛頷腫不可以顧肩似拔臑似折是主液所生病者耳聾目黃頰腫頸項肩臑肘臂外後廉痛

足太陽膀胱病則衝頭痛目似脫項如拔脊痛腰似折髀不可以曲膕如結腨如裂是爲踝厥是主筋所生病者痔瘧狂顛疾頭顖項痛目黃淚出鼽衄項背腰尻膕腨腳皆痛小指不用

足少陰腎病飢不欲食面如漆柴咳唾則有血喝喝而喘坐而欲起目䀮䀮如無所見心如懸若飢狀氣不足則善恐心惕惕如人將捕之是為骨厥是主腎所生病者口熱舌乾咽腫上氣嗌乾及痛煩心心痛黃疸腸澼脊股內後廉痛痿厥嗜臥足下熱而痛

手厥陰心包絡病手心熱臂肘攣急腋腫甚則胸脇支滿心中憺憺大動面赤目黃喜笑不休是主脉所生病者煩心心痛掌中熱

手少陽三焦病耳聾渾渾焞焞嗌腫喉痺是主氣所生病者汗出目銳眥痛頰腫耳後肩臑肘臂外皆痛小指次指

不用

足少陽膽病口苦善太息心脇痛不能轉側甚則面微有塵體無膏澤足外反熱是爲陽厥是主骨所生病者頭痛頷痛目銳眥痛缺盆中腫痛脇下腫馬刀俠癭汗出振寒瘧胸脇肋髀膝外至脛絶骨外踝前及諸節皆痛

足厥陰肝病腰痛不可以俛仰丈夫㿗疝婦人少腹腫甚則嗌乾面塵脫色是主肝所生病者胸滿嘔逆飧泄狐疝遺溺閉癃

奇經八脉主病經文

督脉主病實則脊強虛則頭重王叔和以爲腰背強痛不

得俛仰大人顛病小兒風癇尺寸中央三部皆浮且直上
直下爲強長之象故主外邪
任脉主病男子內結七疝女子帶下瘕聚王叔和以爲少
腹繞臍引陰中痛又曰寸口脉丸丸主腹中有氣如指上
搶心俛仰拘急緊細實長者中寒而氣結也
衝脉主病靈樞曰衝脉血盛則滲灌皮膚生毫毛女子數
脫血不營其口唇故髭鬚不生宦者去其宗筋傷其衝脉
故鬚亦不生越人曰衝脉爲病逆氣而裏急或作躁熱皆
衝脉逆也王叔和曰衝督用事則十二經不復朝於寸口
其人必恍惚狂癡

陽蹻脉主病越人曰陰緩而陽急王叔和註云當從外踝以上急内踝以上緩又曰寸口前部左右彈者陽蹻也苦腰背痛癲癇僵仆惡風枯瘦痺體強

陰蹻主病越人曰陽緩而陰急王叔和註云當從内踝以上急外踝以上緩又曰寸口脉後部左右彈者陰蹻也苦顛癇寒熱皮膚淫痺少腹痛裹急腰及髖窌下連陰痛男子陰疝女人漏下

帶脉主病越人曰腹滿腰溶溶如坐水中明堂曰女人少腹痛裹急瘛瘲月事不調赤白帶下

陰維脉主病王叔和云苦顛癇僵仆失音肌肉皮痒汗出

惡風身洗洗然也又曰陰維脉沉大而實主胸中痛脇下滿心痛脉如貫珠者男子脇下實腰中痛女子陰中痛或有瘡

陽維脉主病王叔和曰苦肌肉痺痒皮膚痛下部不仁汗出而寒顛仆羊鳴手足相引甚者不能言張潔古曰衛爲陽主表陽維受邪爲病在表故作寒熱營爲陰主裏陰維受邪爲病在裏故苦心痛陰陽相維則營衛和諧營衛不諧則悵然失志不能自收持矣

傷寒脉證

漢張仲景先師通內經精義抉其奥旨著傷寒論脉證詳明立法制方條分縷悉如太陽病發熱惡寒頭項痛腰脊強惡心拘急體痛骨節疼則知是太陽經表症標病也若加發熱煩渴小便不利則知是太陽腑病經傳裏症本病熱結膀胱也若或有汗惡風不惡寒則知是傷風而非傷寒也其脉浮緊有力爲傷寒浮緩無力爲傷風其要在脉靜爲不傳脉躁盛爲欲傳也傷風脉當浮緩而反緊盛者其證熱盛而煩手足皆溫則知是傷風而得傷寒脉躁盛爲傳也傷寒脉當浮緊而反浮緩者其證不煩少熱四肢

厥冷則知是傷寒元氣虛而得傷風脉也若或身熱惡寒頭疼而脉反沉則知是太陽得少陰脉也若無頭痛但有身熱惡寒而脉沉則知病還在少陰經也如陽明病身熱微惡寒頭額目痛鼻乾不眠則是陽明經表症標病也若皆身熱煩渴欲飲汗出惡熱則知是陽明傳裏證本病也若潮熱自汗譫語發渴不惡寒反惡熱揭去衣被揚手擲足或發癍黃狂亂大便燥實不通或手足乍溫乍冷腹滿硬痛喘急則知是正陽明胃腑傳裏本實病也其脉微洪爲標洪數爲本沉數爲實也如少陽病頭角痛目眩脅痛耳聾寒熱嘔而口苦心下滿悶則知是少陽經病也其

脉乃弦數焉如太陰病身體壯熱腹痛咽乾手足温或自利不渴則知是陽經熱邪傳太陰經標病也若加燥渴腹滿身目黃小水赤大便燥實不通則知是太陰經傳本病也若初病起頭不疼口不渴身不熱怯寒手冷中脘腹滿痛吐瀉小便清白或嘔噦則知是太陰經直中本病也若初病起無熱不渴止有胷膈䐜脹滿面唇皆無光澤或嘔胸急痛手足冷自覺不舒快少情緒則知是太陰經飲食生冷傷於脾胃而爲內傷寒也其脉沉緩爲標沉實爲本沉細直中也其內傷寒亦沉細焉如少陰病引衣踡卧而惡寒或舌乾口燥譫語發渴大便不通則知是陽經熱邪

傳少陰標病若或身熱面赤足冷脉沉則知是腎經自受夾陰傷寒標與本俱病也若加煩燥欲坐卧泥水中雖欲飲而不受面赤脉沉足冷則知是陰極發躁本病也若身熱面赤足冷煩躁欲飲揭去衣被脉數大無力則知是虛陽伏陰標與本病也若初病起頭不疼口不渴身不熱就便怕寒厥冷踡卧或臍腹痛而吐瀉或戰慄面如刀刮則知是腎經直中本病也若無熱惡寒面色青小腹絞痛足冷脉沉踡卧不渴或吐利甚則舌捲囊縮昏沉不省手足指甲皆青冷過肘膝心下脹滿湯藥不受則知是腎經夾陰中寒本病也若身面赤足冷脉沉身疼痛下利清穀則

知是陰利寒證俗呼漏底者也其脉沉實有力爲陽經熱邪傳入少陰標病也脉沉細無力爲直中寒證數大無力爲虛陽伏陰其夾陰傷寒陰極發躁脉皆沉也如厥陰病發熱惡寒似瘧狀則知是陽經熱邪傳入厥陰經標病也若煩滿囊縮消渴舌卷譫妄大便不通手足乍溫乍冷則是陽經熱邪傳入厥陰經本病也若初病起頭不疼口不渴身不熱就便怕寒四肢厥冷或小腹至陰疼痛或吐瀉體痛嘔噦涎沫甚則手足指甲面唇皆青冷過肘膝舌卷囊縮則知是厥陰經直中本病也其脉浮緩爲標沉實有力爲本微細無力或伏絕爲直中也此六經之脉證有標

有本臨症明辨學者宜盡心焉

兩感

張介賓曰病有兩感於寒者一日則太陽與少陰表裏俱病凡頭痛發熱惡寒者邪在表口乾而渴者邪在裏二日則陽明與太陰表裏俱病凡身熱目痛鼻乾不眠者邪在表腹滿不欲食者邪在裏三日則少陽與厥陰俱病凡耳聾脇痛寒熱而嘔者邪在表煩滿囊縮而厥水漿不入邪在裏凡兩感者或三日或六日營衛不行藏府不通昏不知人胃氣乃盡故當死也拯救之計但當辨其緩急或解其外或和其中或因虛固本使元陽不敗孰先孰後臨證

酌宜不可槪言方治也　兩感者本表裏之同病今見有少陰先潰於內而太陽繼之於外即縱情肆欲之兩感也太陰受傷於裏而陽明重感於表者即勞倦竭力飲食不調之兩感也厥陰氣逆於藏少陽復病於府者即七情不愼疲筋敗血之兩感也

合病

張介賓云合病者乃二陽三陽同病病之相合者也如初起發熱惡寒頭痛者此太陽之症而更兼不眠即太陽陽明合病也若兼嘔噁即太陽少陽合病若發熱不眠嘔噁者即陽明少陽合病也若三者俱全便是三陽合病其病

同故必辨其脉証犯何逆然後得以法而治其逆也

過經不解

傷寒證以七日為一候仲景云太陽病頭痛至七日以上自愈者以行其經盡故也即內經七日太陽病衰頭痛少愈之旨也喻昌云過經不解者由七八日以後至十三日已後病過一候二候猶不瘥解也然邪在身中日久勢必結聚於三陽太陽為多少陽次之陽明又次之及至三陰則生死反掌不若此之久持矣

傷寒忌灸

太陽病以火刼汗邪風被火熱血氣流溢失其常度兩陽

相熏灼其身發黃云云

太陽病二日反躁反熨其背而大汗出大熱入胃胃中水竭躁煩必發讝語云云

太陽病以火熏之不得汗其人必躁到經不解必圊血名爲火邪

微數之脉愼不可灸

脉浮宜以汗解用火灸之邪無從出因火而盛

傷寒宜灸

少陰病得之二三日口中和其背惡寒者當灸之

常器之云足太陽鬲關二穴専灸背惡寒其背在第七

椎下兩旁相去各三寸陷中正坐取之灸五壯

少陰病吐利手足不厥冷反發熱者不死脈不至灸少陰七壯

常器之云當灸少陰太谿二穴經曰腎之原出於太谿其穴在內踝後跟骨動脈陷中

少陰病下利便膿血者可刺

常器之云可刺足少陰幽門交信二處

郭雍曰可灸考幽門二穴在鳩尾下一寸巨闕兩旁各五分陷者中治瀉利膿血刺五分灸五壯交信二穴在內踝上二寸少陰前太陰後廉筋骨間治瀉利赤白刺

四分留五呼灸三壯

少陰病下利脉微濇嘔而汗出必數更衣反少者當溫其上灸之

常器之云灸太衝郭雍云灸太谿此穴皆不治嘔而汗出裏急下利惟幽門主治乾噦嘔吐裏急下利亦當灸幽門爲是

傷寒六七日脉微手足厥冷而煩燥灸厥陰厥不還者死

常器之云可灸太衝以太衝二穴爲足厥陰之所注凡病診太衝脉可決人之生死其穴在足大指本節後二寸䠊間陷者中動脉應手是其穴也灸三壯

傷寒脉促厥逆者可灸之

常器之云太衝穴前條手足厥逆灸太衝此條亦手足厥逆亦當灸太衝

傷寒頭痛身熱灸

二間　合谷　神道

風池　期門　間使

足三里

傷寒汗不出目紅耳聾胸痛頷腫口禁灸

俠溪　復溜

傷寒發熱煩燥口乾灸

曲澤　陰穀

嘔吐氣逆

曲澤

手足逆冷

大都

遍身發熱

百勞

發狂

百會　間使　復溜

陰谷　足三里

陰症

期門　間使　氣海

關元

聲啞

天突　期門　間使

耳聾

腎俞　偏歷　聽會

小便閉

陰谷　關元　陰陵泉

舌捲囊縮

天突　廉泉　腎俞

合谷　復溜　然谷

血海

腹脹

大白　復溜　足三里

餘熱

曲池　間使　後溪

婦人熱人血室

期門

中風證畧

經曰風爲百病之長善入數變其中人也有中腑中臟眞中類中之不同後之論治者有主痰主火主氣虛之各異要求其所自無不由中氣之虛外邪乃得乘其虛而襲之眞中之症西北方風高往往有之故客於脉者則爲厲風客於臟腑之俞則爲偏風風氣循風腑而上則爲腦風自腦戸而合於太陽則爲目風飲酒汗出見風則爲漏風入房汗出當風則爲內風入於腸胃則爲腸風外客腠理則爲泄風其名不同其治亦異類中者狀如中風但無痛苦寒熱而肢節忽廢神氣言語倏忽失常此非外風所致乃

肝邪風木所化戕賊中土故忽然卒倒昏不知人口眼歪僻痰涎上壅甚則口開心絶手撒脾絶目合肝絶遺尿腎絶聲如鼾睡肺絶五症全者死不治又見有吐沫直視面色如粧者肉脫筋痛者不治若非預防於平時而欲圖功於末路則幸而生全者亦苦矣

中風灸穴

氣塞痰湧昏危不省人事

百會　風池　大椎

肩井　間使　曲池

足三里　肩髃　環跳

絶骨

手足攣痺心神昏亂將有中風之候不論是風與氣可依次灸此則愈

合谷　風市　崑崙

手三里　關元　丹田

卒中風

神闕　凡卒中風者此穴最佳羅天益云中風服藥只可扶持要收全功灸火爲良葢不惟追散風邪宣通血脉其於回陽益氣之功眞有莫能盡述者

風癇

前神聰　去前頂五分自神庭至此穴共四寸灸三壯

後神聰　去百會一寸灸三壯

口禁不開

機關　在耳下八分近前千金翼云凡中風口禁不開

灸此二穴五壯卽愈一云灸　頰車　承漿　合谷

偏風半身不遂左患灸右右患灸左

肩髃　肩井　百會

客主人　承漿　地倉

三里　三間　二間

陽陵泉　陽輔　口歪　列鈌

風市　曲池　環跳

足三里　絶骨　崑崙

手足髓孔　千金云手髓孔在腕後尖骨頭宛宛中足髓孔在足外踝後一寸俱主治癈追風半身不遂灸百壯

口眼喎斜

頰車　地倉　水溝

承漿　聽會　合谷

凡口喎向右者是左脉中風而緩也宜灸左喎陷中二七壯喎向左者是右脉中風而緩也宜灸右喎陷

中二七壯炷如麥粒

瘖啞

天突　靈道　陰谷

復溜　豐隆　然谷

戴眼

神庭　脊骨三椎五椎各灸五七壯立效　齊下火

癱瘓

肩髃　合谷　曲池

環跳　風市　足三里

絕骨　陽陵泉　崑崙

肩井　中渚　陽輔

角弓反張

百會　神門　間使

僕參　命門

風痺不仁

天井　尺澤　少海

陽輔　中渚　環跳

太衝

預防中風

風池　百會　曲池

合谷　　肩髃　　風市

足三里　　絶骨　　環跳

厥逆證畧

厥者四肢厥冷逆者氣血逆亂夫人厥則陽氣并於上陰氣并於下生氣通天論曰陽氣者煩勞則張精絶辟積於夏使人煎厥大怒則形氣絶而血菀於上使人薄厥大奇論曰脉至如喘名曰暴厥厥逆一症内經特重而詳言之如云卒厥暴厥皆厥逆之總名也如云寒厥熱厥分厥逆之陰陽也連經連臟論厥逆之生死也再若諸經臟腑之辨又極明顯後世又有氣厥血厥酒厥痰厥色厥食厥無

非本之經義仲景傷寒論厥逆與内經有異臓厥蚘厥皆傷寒症也内經之厥重在元氣故熱厥當補陰寒厥當補陽傷寒之厥辨在邪氣故寒厥宜温熱厥可攻也二者不可不察至若尸厥一症乃外邪卒中之惡候凡四時不正之氣及山魔土煞五尸魘魅之屬皆是也犯之者忽然手足厥冷肌膚寒慄面目青黑精神不守或口噤妄言痰涎壅塞或頭旋運倒不省人事即名飛尸卒厥宜用鍼法若用艾灸則莫如秦承祖灸鬼法及華陀救陽脱法爲妙

厥逆灸治

暴厥冷逆

氣海　腎俞　肝俞

陽溪　人中　膻中

百會

一法以繩圍男左女右臂腕將繩從大椎向下度至脊中繩頭盡處是穴灸二十一壯　尸厥灸此亦妙

尸厥卒倒氣脫

百會　人中　合谷

間使　氣海　關元

扁鵲治虢太子疾取三陽五會更熨兩脇下即甦

腎厥頭痛筋攣不嗜卧

關元灸百壯

卒忤

肩井　巨闕　水溝小炷三壯

神門小炷三壯　又灸中惡等症其穴在乳後三寸男左女右灸之

陰厥脛直

照海　陽陵泉

鬼魅狐惑

鬼哭穴　取將手兩大指相並縛定用艾炷於兩甲角反甲後肉四處騎縫着火灸之則患者哀告我自去爲效

面青腹痛嘔吐瀉利舌捲囊縮手指甲唇青心下結硬脹
滿冷汗不止四體如氷厥逆昏沉不省人事脉伏絶者
氣海　穴在臍下一寸五分　丹田　穴在臍下二寸
關元　穴在臍下三寸　用大艾炷灸二七壯得手足
温煖脉至知人事無汗要有汗出卽生不煖不省脉
不至者死
中暑神昏
症見卒倒無知名曰暑風大率有虛實兩途實者痰
之實也平素積痰充滿經絡一旦感名盛暑痰阻其
氣卒倒流涎此濕暍合病之最劇者也宜先吐其痰

後淸其暑猶易爲也虛者陽之虛也平素陽氣衰微不振陰寒久已用事一旦感冒盛暑邪凑其虛此濕暍病得自虛寒者也宜回陽藥中兼淸其暑最難爲也丹溪謂夏令火盛之時爍石流金何陰寒之有此其見偏主於熱治宜淸凉灸法似不可用然亦不盡然也天有非時之氣人卽有非時之病如夏行秋令冬行春令寒時得熱症熱時得寒症往往有之况盛暑之氣外陽而內陰中之者卒暴而垢冷汗出手足微冷或吐或瀉或喘或滿甚至不省人事宜灸

百會　中脘　三里

脾俞　合谷　人中

陰谷　三陰交

冒暑霍亂

百勞　委中　合谷

曲池　三里　十宣

首部證畧

人之有首猶山之有巔以其高出衆體之上爲諸陽之總會也靈樞曰明堂者鼻也闕者眉間也庭者顏也蕃者頰側也蔽者耳門也又曰肺氣通於鼻心氣通於舌肝氣通於目脾氣通於口腎氣通於耳五臟不和則七竅不通故凡人之疾病吉凶無不上見於面觀其色之勝復生尅卽知其病之輕重淺深經曰赤色出顴大如拇指者病雖小愈必卒死黑色出於庭大如拇指必不病而卒死庭者南方火位黑乃北方水色水來尅火是陽神已離其所舍將何以固其生乎顴之左爲肝顴之右爲肺其骨屬腎病小

愈而兩顴見赤色是爲木火自焚水乾金鑠敗於內必形諸外知其卒死也必矣若滿面通紅氣盛者屬陽若兩顴鮮赤如指如縷而餘地不赤者陰虛也面色白者爲氣虛白兼淡黃而氣不足者必失血面白色枯氣血俱敗面青兼白爲陽虛陰勝面黃潤而微赤者濕熱而黃而兼青者此木邪犯土多不可治久病面轉黃蒼此欲愈也久病面色如煤不開者終不吉也面色青蒼者主疼痛平人面色如灰塵眼下青黑者必將有重病女人面色青者主肝強脾弱經絡不調女人顴頰鮮紅名帶桃花此陰中有虛火多淫而無子是皆病之不在面而色著於面也至若首之

頭腦七竅各自見病逐一詳别而類彙之於後

一頭痛內經所謂臟腑經脉之氣逆上亂於頭之淸道致眞氣不得運行壅遏經隧而痛者也如因風木痛者則抽掣惡風或有汗而痛因暑熱痛者或有汗或無汗則皆惡熱而痛因濕而痛者則頭重遇天陰尤甚因痰飲而痛者亦頭昏重憒憒欲吐因寒而痛絀急惡寒更有氣虛而痛者遇勞則甚其脉大有血虛而痛者善驚惕其脉芤診頭痛者審久暫明表裏因證而詳辨之不可執也仲景傷寒論則惟三陽有頭痛厥陰亦有頭痛而太少二陰則無之其痛亦各有所主太陽在後陽明在

前少陽在側厥陰之脉會於巔則巔頂痛此又外感之所當辨者至若內傷則足六經及手少陰少陽皆有之又不得以三陽爲拘矣東垣壯歲病頭痛每發時兩顴盡黃眩運目不欲開懶於言語身體沉重兀兀欲吐數日方過潔古老人曰此厥陰太陰合而爲病名曰風痰爲之灸俠谿二穴各二七壯不旬日愈

一頭風眩運偏頭痛素問所言頭疼巔疾下虛上實過在足少陰巨陽甚則入腎徇蒙招尤目眩耳聾下實上虛過在足少陽厥陰甚則入肝下虛者腎虛也故腎虛則頭痛上虛者肝虛也故肝虛則頭暈徇蒙者如以物蒙

其首招搖不定目眩耳聾皆暈之狀也風氣循風府而上則爲腦風新沐中風爲首風頭半邊痛鼻塞不聞香臭常流清涕時作臭氣謂之偏頭風左屬風又爲血虛右屬痰又爲熱若頭痛起核塊聲如雷鳴則謂之雷頭風頭腫大如斗則謂之大頭風是天行時疫也陽明受邪首面大腫也又天門真痛上引泥丸謂之真頭痛死不治若心肝壅熱上攻目睛則頭目皆痛胸膈風痰上攻者亦然

一眼目有五輪八廓之別五輪應五行金精結爲氣輪木精結爲風輪火精結爲血輪土精結爲肉輪水精結爲

水輪八廓應八卦乾居西北絡通大腸之府故曰傳道廓坎正北方。絡通膀胱之府故曰津液廓艮位東北絡通上焦之府故曰會陰廓震正東方絡通胆府故曰淸淨廓巽位東南絡通中焦之府故曰養化廓離正南方絡通小腸之府故曰胞陽廓坤位西南絡通胃府故曰水穀廓兌正西方絡通下焦之府故曰關泉廓此由臟府配合與內經相發明也邪中於項因逢其身之虛其入深則隨眼系以入于腦入于腦則腦轉腦轉則引目系急目系急則目眩以轉矣脈度篇曰蹻脈氣不榮則目不合決氣篇曰。氣脫者目不明又言目痛者白眼赤脈法于陽瞳子黑眼法于陰風熱上攻爲陽症見紅腫重生翳膜精氣內損爲陰症目昏澁眊運甚成內障若青盲又與內障有異並無紅腫赤痛翳膜等症而但視不見物是乃六腑幽邃之源鬱遏靈明不得發露失神胆澁病也人見其目如平人珠青如故只自有目如無目耳故曰青盲又迎風赤爛眼症見風則赤爛無風則否與風弦赤爛入脾絡之深者不同凡治目灸法景岳載取諸穴最良

一耳聾症有因諸經之火壅塞淸道有因恚怒憂鬱肝胆氣逆有因風寒外感亂其營衛有因驚損竅閉或患聤

耳潰膿不止而壞其竅者有因年衰或病後或勞倦過度者辨其在經在藏暴聾久聾在經暴聾者易治在臟久聾者難治

一鼻爲肺竅若七情內鬱六淫外侵或飲食勞倦則肺氣不宜通清道壅塞而爲病矣故鼻中肉贅臭不可近痛不可搖是爲痔瘜由陽明執滯留結而然經曰胆移熱于腦則辛頞鼻淵鼻淵者濁涕下不止也故又名腦漏治之宜早久則難愈

一齒牙病上牙屬足陽明下牙屬手陽明牙痛者濕熱蓄于腸胃而上壅於經虫痛者由肥甘濕熱化生牙虫以

致蝕損蛀空牙敗而痛腎虛牙痛者其病不在經而在臟所謂腎衰則齒豁精固則齒堅是也又牙縫出血不止固屬胃火然亦有陰虛於下格陽於上誤作火治必至不救

一頰唇病頰屬手足少陽三焦胆手太陽小腸足陽明胃又屬足厥陰肝頰因風落少陽病也人有欠伸頰車蹉脫口開不能合醉以酒乘睡以皂角末搐鼻嚏透則正唇病屬脾燥則乾熱則裂風則瞤寒則揭唇有緩縱下垂者脾下也脾氣不能振舉故下緩不休

一咽喉喉主納氣氣從金化變動為燥燥則澁澁則閉塞

而不仁故在喉謂之痺咽主納食從土化變動爲濕濕則泥泥則壅脹而不通故在咽謂之腫痺者喉中不通言語不出而天氣閉塞也腫痛者不能納嚥與食而地氣閉塞也喉癬多虛火游行無制陰氣大虛陽氣飛越虛損人見此爲海枯津竭甚爲危候

一舌病靈樞曰足太陰是動則病舌本強孫景思云舌者心氣之所主脾脉之所通二臟不和風邪中之則舌強不能言壅熱攻之則舌不能轉傷寒熱毒攻心與傷寒病後失於調攝則舌縱不收又曰舌者聲音之機也人有風寒外感火鬱于內而氣閉失音者有氣血內虧水

乾金燥而久嗽音啞者暫病失音易治久病致瘖難治
若夫叫號歌哭熱極飲冷或暴吸風寒則又當別論
一頭項強痛經云諸痙項強皆屬于濕又足少陽之脉從
耳後入耳中其支者加頰車下頸合鈌盆手三陽脉俱
與耳頰相通故頸強頰腫引耳痛多由邪客三陽經絡
頸漏者頸上有孔或腫或不腫或痛或不痛時流水或
膿血是有虛寒有邪熱當與瘰癧參治

首部證治

頭痛

百會　顖會　丹田

氣海　上星　神庭

曲差　後頂　率谷

風池　上穴擇灸一穴即可愈

偏頭痛

風門　通里　列缺

腦空

頭風眩暈久痛不愈

陽溪　豐隆　解溪

髮際穴在骨上三寸灸三壯

偏正頭疼

腦空　風池　列缺

大淵　合谷　解溪

頭面腫

陷谷　厲兌

目眩不能閉

腦空　解溪　通里

地倉

頭目痛

外關　後溪

目痛紅腫不明

合谷　二間　肝俞

足三里

目昏生翳

角孫　足三里

青盲眼

肝俞　胆俞　腎俞

養老　商陽　光明

風爛眼

肝俞　胆俞　腎俞

絶谷　光明

耳聾

腎俞　竅陰　上星　風聾二七壯

翳風　痛聾七壯　聽宮　外關

偏歷　合谷　陽維　穴在耳後引耳令前紋上

是穴千金治耳風雷鳴灸五十壯

耳暴聾

液門　足三里

聤耳

聽宮　頰車　合谷

鼻瘜鼻痔

上星　流清濁涕　顖會　百會

風池　人中　大椎

通天　左鼻灸右右鼻灸左左右病俱灸灸後當去一塊形如朽骨其瘥自愈灸炷如小麥大七壯

鼻淵

上星　曲差　風門

合谷

鼻塞

囟會　上星　風門

囟會一穴自七壯至七七壯灸至四日漸退七日愈

口齒疳蝕生瘡

承漿

齒牙痛

承漿　頰車　耳垂下盡骨上是穴三壯如神

肩髃隨左右灸之　列缺七壯立止　三里

大淵風牙痛　魚際　申脈

二間　陽谷上牙痛　合谷

陽溪　液門　三間下齒痛七壯

足三里上齒痛七七壯　大溪　內庭下牙痛

地倉　崑崙

腎虛牙痛出血不止

頰車　合谷　足三里

大溪

眼目諸疾

足三里　三間　二間

落頰風

率谷三壯宜小炷

頰腫

地倉

唇緩不休

地倉

喉痺喉癬

通里　然谷　厲兌

瘈陰

舌縱

陰谷

舌強

瘈陰

失音不語

靈道

暴瘖聲瘂

通里

咽喉腫痛

陽溪　少海　液門外腫三壯

頸項頰腫引耳痛

前谷　陽谷

頸漏

臨泣灸三壯一日禁灸

中身證畧

中身者外而胸脅腹背膂臍內而五臟六腑一有所病統屬於中原其病之所起必有所因外因者由於春之風夏之熱暑長夏之濕秋之燥冬之寒也當其時而至則爲正氣非其時而至或過盛則爲淫邪凡此六淫爲病皆屬外因亦有因於八風相感如冬至日正北大剛風立春日東北凶風春分日正東嬰兒風立夏日東南弱風夏至日正南大弱風立秋日西南謀風秋分日正西剛風立冬日西北折風應時而至主生養萬物不應時而至主殺害萬物若人感受內生重病外生癰疽凡此八風爲病亦屬外因

故曰外因六淫入風感也內因者起於耳聽淫聲眼觀邪色鼻聞惡臭舌貪滋味心思過度意念妄生皆損人神凡此六慾爲病皆屬內因又有喜過傷心怒過傷肝思過傷脾悲過傷肺恐過傷腎憂久則氣結卒驚則氣縮凡此七情爲病亦屬內因故曰內因六慾共七情也不內外因者由於飲食不節起居不慎過飲醇酒則生火消灼陰液過飲茶水則生濕停飲過食五辛則損氣血傷飢失飽則傷脾胃凡此皆飲食之致病也晝日過勞挑輕負重跌撲閃墜等類損其身形夜不靜息強力入房勞傷精氣凡此皆起居之致病也其有起于膏粱厚味者多令人榮衛不從

火毒内結起於藜藿薄食者多令人腎氣不充氣血虧少凡此亦屬不内外因也夫民病百千變化其受病之原皆不出於三因茲集前後証畧數則非三因之外別有致病之由蓋以病有類集治有攸分故爲辨別科條縷析名目逐症分疏於後俾施治者明於辨症而無所疑惑焉

一胸爲肺分心脾腎肝胆胞絡七經之筋脉俱上至胸胸滿短氣陽實喘促不卧虛滿則心下痞而不痛胸痛者多屬肝之虛痛引脇背肝實不能轉側善太息餘經能令胸滿短氣而亦不痛仲景云胸痺心下痞留氣結在胸胸滿脇下逆搶心非若中滿者外有腹脹之形也雖

胸乃屬肺病脹滿有痰肺熱也脹滿無痰肺虛也皆胸膈高起故名雞胸

一脇痛有左右之分左右者陰陽之道路也左爲肝肝主血血留止滯則左痛右爲肺肺主氣肝邪入肺氣不流通則右痛然亦有左痛不耑主于血右痛不耑于氣但按之痛不按亦痛者血也膨痛時止噯卽寬暢少時復痛者氣也若痰食致痛皆在右脇必有痰食之症與氣血凝滯不同明者自辨更有房勞過度腎虛羸怯之人胸脇間多隱隱微痛此腎虛不能納氣氣虛不能生血陰陽循行之道有阻滯所以作痛若不知正本尋源而

執一不化則犯虛虛之戒矣

一腹堅硬是由脾陽下陷濁陰之氣乘之按之如石亦不痛但苦脹滿氣結飲食不化小兒多有此症大抵寒則收引或因傷食而成若有塊硬痛是虫痛也又有衝脈爲痛氣溢於大腸繞臍而痛有脾傷傳腎少腹寃然而痛故曰繞臍痛大腸病也臍下冷痛者腎病也

一腰背痛經云巨陽虛則頭項腰背痛又曰足之三陽從頭走足足之三陰從足走腹諸經所過皆能爲痛有風寒濕熱挫閃瘀血氣滯痰積由外以致內者儤病也若房室勞傷腎虛而痛者本病也腰者腎之府轉搖不能

腎將敗矣肩背分野屬肺喘咳逆氣肩背痛肺燥也當肩背一片冷痛此有痰飲氣積故也背心紅腫痛者風熱也紅屬火邪腫爲風勝經云歲火太過民病肩背熱按背心爲督脉循行部分督脉貫脊絡腎風氣從風府而下積而化熱故取肩井肺俞之穴灸而散之又外邪與流行榮衛真氣相擊搏則百節痠疼筋骨攣痛下部虛冷三陰不足故腰膝痠痛凡人真氣失調少有所虧則五邪六淫皆得乘間而入所以聖人諄諄告戒令人養攝真元爲衛生郤病之上妙方也

一虛勞之疾爲精血內奪百脉空虛先賢經義條分縷析

諄諄垂示後人秦越人發虛損之論謂虛而感寒則損其陽陽虛則陰盛損則自上而下一損損于肺皮聚而毛落二損損于心血脉不能榮養藏府三損損于胃飲食不爲肌膚過于胃則不可治虛而感熱則損其陰陰虛則陽盛損則自下而上一損損于腎骨痿不起于床二損損于肝筋緩不能自收持三損損于脾飲食不能消化過于脾則不可治此秦越人歸重脾胃爲治虛勞之妙諦也至漢張仲景明立虛勞門謂五勞虛極羸瘦腹滿不能飲食食傷憂傷飲傷房室傷飢傷勞傷經絡榮衛氣傷內有乾血肌膚甲錯兩目黯黑緩中補虛大

黄䗪虫丸主之意以虚勞發熱未有不由瘀血者而瘀血未有不由内傷者治病必求其本惟仲景得之矣巢氏病源謂有虚勞有蒸病有注勞有五勞六極七傷蒸有五蒸二十四蒸注有三十六種九十九種分門異治後人以岐路之多茫然莫知適從大要無非酒色勞倦七情飲食所致故或先傷其氣氣傷必及於精或先傷於精精傷必及於氣精虚者陰虚也其病爲躁煩頭紅面赤唇乾舌燥咽痛口瘡吐血衄血便血尿血大便燥結小水痛澁等症氣虚者陽虚也其病爲怯寒憔悴氣短神疲頭運目眩嘔噁食少腹痛飱泄二便不禁甚至

咳嗽吐痰遺精盜汗氣喘聲瘖筋骨疼痛心神恍惚飢肉盡削夢與鬼交婦人月閉等症久虛不復則爲損損極不復則爲勞故知勞瘵之候未有不由氣血虧損而成氣不生血血瘀則營虛營虛則發熱久熱則蒸其所瘀之血化而爲虫遂成傳尸癆症其症令人寒熱盜汗夢與鬼交遺精白濁髮乾而聳或腹內有塊或腦後兩邊有小結核復連數個或聚或散沉沉默默咳嗽痰涎或咯膿血如肺痿肺癰狀或腹痛下利羸瘦困倦不自勝持積月累年以致於死死復傳注親屬乃至滅門符藥罔效知此者惟取膏肓俞四花穴及早灸之可否幾

半晚亦不濟矣凡灸虛勞取其助益陽氣若脉洪陽盛者又不可灸臨症審之

一自汗盜汗未有不由心腎而得者也經云汗者心之液又云腎主五液心爲陽虛則不能衛外而爲固則外傷而自汗不分寤寐不因勞動發散溱溱然自出乃陰蒸於陽也腎爲陰陰虛不能內營而秘藏則內傷而盜汗即內經所云寢汗也人寤衛氣行於陰則腠理益疏故熟睡汗出醒則漸收乃陽蒸於陰也凡虛勞發熱頰紅汗自出津液消涸虛火益炎血氣所存者寡矣若傷寒陽明欲作實必自汗邪傳少陽居半表半裏之間亦見

盜汗此又當別論

一血症有咳嘔吐咯唾痰涎帶血衄血便血尿血腸風臓毒又有耳目齒牙毛孔諸見血經云榮者水穀之精也和調五藏灑陳六府乃能入於脉也源源而來生化於脾總統於心藏受於肝宣布於肺施泄於腎灌溉一身故曰血者神氣也得之則存失之則亡分而言之欬血出於肺肺又不獨欬血而亦唾血蓋肺主氣氣逆爲欬腎主水水化液爲唾二藏相關病則俱病若涎唾中有少血散漫者此腎從相火炎上之血也若血如紅縷在痰中欬而出者此肺絡受熱傷之血也甚至欬白血色

淺紅似肉似肺死不治咯血者不嗽而咯出血也咯與唾少異唾出於氣上無所阻咯出於痰氣鬱於喉嚨之下滯不得出咯而乃出求其所屬之藏咯唾同出於腎也若上膈壅熱紫黑成塊則嘔而出氣虛不攝隨氣上越則吐而出此嘔吐皆出於胃也經云陽絡傷則血外溢血外溢則衄血陰絡傷則血內溢血內溢則後血積熱於膀胱則閉癃溺血滲透腸中則爲腸風血熱上迫則見諸耳目口舌又毛孔出血名曰血汗卽肌衄又名脉溢是爲極虛之候故凡血症之治須察陰陽虛實有火無火若脉浮洪數實有火者不可艾灸恐以火濟火

而反促其危亡也

一鼓脹病岐伯曰水始起也目窠上微腫其頸脉微動時咳陰股間寒足脛腫腹乃大以手按其腹隨手而起如裹水之狀此其候也膚脹者寒氣客於皮膚腹大身盡腫按其腹窅而不起鼓脹者身腹大與膚脹同色蒼黄腹筋起腸覃者寒氣客於腸外與衛氣相搏因有所繫癖而內著惡氣乃起瘜肉乃生始大如雞卵稍以益大至其成如懷子之狀按之則堅推之則移月事以時下石瘕生於胞中寒氣客於子門子門閉塞氣不得通惡血當瀉不瀉衃以留止日以益大狀如懷子月事不以

時下皆生於女子可導而下仲景云風水其脉自浮骨節疼痛惡風皮水其脉亦浮胕腫按之沒指不惡風正水其脉沉遲外症自喘石水其脉自沉腹滿不喘黃汗其脉沉遲身發熱胸滿四肢頭面腫久不愈必至癰腫內經云陰氣在上則生䐜脹夫陰氣者地氣也宜在於下今反騰於上如雲霧濃布將天之陽光蒙翳一片陰晦之象結而不開必將大作雷電繼以風雨然後霧收雲散離照光天悟此可得內經治脹之法矣古人論治有五臟之分有陰陽之別與夫風濕寒鬱積滯血蠱飲食勞倦之不一其因審証明晰然後按法施治庶無虛

虛實實之誤

一積聚痞塊無形而虛爲痞有形而實爲塊東垣云夫痞者心下滿而不痛是也太陰者濕也主壅塞乃土乘心下爲痞滿也積者推而不移病在五藏聚者推而移動病在六府肝積在左脇之下名爲肥氣肺積在右脇之下名爲息賁心積起臍上上入心下大如臂名爲伏梁脾積在胃脘大如盤名曰痞氣腎積在臍下上冲心而痛名曰奔豚又有寒熱酒食水氣血蟲之積其症不同其治亦異經云察其邪氣所在而調治之正謂此也

一心腹痛脹內經所謂九種心痛者五藏胃脘與痰虫食

積爲九也又謂胃脘當心而痛後人因此一語遂將二者混爲一例不知心爲君主之官神靈之舍不能受邪其受者乃手心主包絡也如包絡引邪直犯心之正經而痛者則謂之真心痛必死不可治凡藏府經脈挾其淫氣自支脉乘於心而爲痛者必有各府藏病形與之相應如靈樞謂厥心痛與背相控善瘈如從後觸其心傴僂者腎心痛也厥心痛腹脹胸滿心尤痛甚胃心痛也厥心痛如以錐針刺其心心痛甚者脾心痛也厥心痛色蒼蒼如死狀終日不得太息肝心痛也厥心痛臥若徙居動作痛益甚色不變肺心痛也故心痛各有病

狀不得與胃脘痛混一而論也葢胃爲水谷之海三陽之總司五藏六府十二經脉皆受氣於此初病在經久病入絡其或滿或脹或食不下或嘔或吞酸或大便難或瀉利面色浮而黃者皆胃之本病也其有淫邪相乘於胃病狀雖與心痛相類但其間必有胃之本病參雜而見之於外也東垣云夫心胃痛及腹中諸痛皆因勞力過甚飲食失節中氣不足寒氣乘虛而入客之故卒然而作大痛然腹痛有部分藏府有高下如中脘痛者太陰也臍腹痛者少陰也少腹痛者厥陰也審其有形無形在藏在府隨其高下而治之更循各藏部分穴腧

而灸之則又在人之有確見也

一膈噎症非由外邪所致乃憂思勞欲七情鬱結而成張鷄峰所謂神思間病若不垂簾返照內觀靜養一切排遺物過不留則五火叢生氣逆梗塞血液日枯而清濁相干亂於胸中飲食不得下矣夫咽嗌梗塞氣不順利水飲不行食物難入其槁在吸門名曰膈其或食下則胃脘作痛煩悶不安須臾吐出食而安其槁在賁門名曰噎二者皆屬上焦東垣云陽氣不得上出者曰塞五藏之所生陰也血也陰氣不得下降者曰噎六府之所生陽也氣也陽氣結於上陰液衰於下因成此膈噎之

症經云三陽結謂之膈三陽大小腸膀胱也三陽熱結津液不能上供肺用故吸門塞而食不入治者當先識此

一反胃症食雖可下良久復出其槁在幽門乃中焦病或朝食暮吐暮食朝吐完谷不化小便赤大便難或如羊矢其槁在闌門病屬下焦傷寒註以晨食入胃胃虛不能剋化至暮胃氣行裏與邪相搏則食反出也王太僕註內經謂食不得入是有火也食入反出是無火也巢氏亦云臟冷則脾不磨而宿食不化其氣逆而成反胃此皆主於胃氣虛寒用辛香大熱之劑若脉數火氣炎

上多升少降邪熱不殺谷或傷食傷飲者又不可執爲虛寒而不知通變也

一霍亂者由陰陽淸濁二氣相干亂於腸胃心腹卒痛嘔吐下利憎寒壯熱頭痛腫暈先心痛則先吐先腹痛則先利心腹俱痛吐利並作甚至轉筋入腹則斃矣此症多發於夏末秋初四時間或有之實因殘暑新涼并時行不正之氣干犯胃陽陡然上吐下瀉湯藥有所不及惟灸法取效如神又有干霍亂症上不得吐下不得瀉腹中痛甚俗名絞腸紗急以塩湯灌之令其大吐庶有可生切莫與谷食雖米飲一呷入口即死必吐瀉過二

三時直至飢甚方與稀粥從緩調理可也

一嘔吐者東垣云皆屬於胃然亦有分别如嘔者陽明也陽明多血多氣故有聲有物氣血俱病也吐者太陽也太陽多血少氣故有物無聲乃血病也乾嘔者少陽也少陽多氣少血故有聲無物乃氣病也究三者之源皆因脾氣虛弱或因寒氣客胃加之飲食所傷而致也又有因上焦傷風風開其腠理經氣失道邪氣內着身背皆熱肘臂牵痛其氣不續膈間厭悶食入即先嘔而後下名曰漏氣有下焦實大小便不通氣逆不續嘔逆不禁名曰走哺有吐食者氣熱上冲食已暴吐有惡心者胸

中似喘不喘似嘔不嘔似噦不噦心中憒憒然無奈者有嘔苦者邪在膽逆在胃胆液泄則口苦胃氣逆則嘔苦有吐酸者吐出酸水如醋平時津液隨上升之氣鬱而成積久則生熱從木化而作酸故內經訓以爲熱有吞酸者因鬱積之久不能自涌而出伏於肺胃之間咯不得上嚥不得下肌表得風寒則內熱愈鬱而酸味刺心必須溫暖解肌忌用寒藥故東垣又以爲寒若吐清水則爲寒濕吐痰涎則爲水飲嘔家雖嘔癰膿不可治嘔膿盡自愈更有吐蚘者仲景以爲胃中冷也

一欬嗽須分六氣五藏之殊而其要皆主於肺內經金匱

言之詳矣後賢推衍其義各抒已見而鮮有會歸至喻氏嘉言始發內經秋傷於濕冬生咳嗽句有脫文之論乃正之曰夏傷於暑長夏傷於濕秋必痎瘧秋傷於燥冬爲咳嗽六氣配四時之理燦然明矣言六氣主病風火熱濕燥寒皆能乘肺皆足致咳其濕咳卽分屬于風火熱燥寒五氣中也風乘肺咳汗出頭痛痰涎不利火乘肺咳喘急壅逆涕唾見血熱乘肺咳喘急面赤潮熱甚者熱盛於中四末反寒熱移於下便泄無度燥乘肺咳皮毛乾槁細瘡濕癢痰膠便閉寒乘肺咳惡寒無汗鼻塞身疼發熱燥煩至於濕痰內動爲咳又必因風因

火因熱因燥因寒所挾各不相同而乘肺則一也知此六氣之致咳則比類而推觸類而長正不獨咳嗽一端卽萬病亦無不了然心目間矣

一呃逆卽內經所謂噦也氣逆奔急上冲呃呃有聲故名呃逆其症非由一因有胃虛膈熱者有胃中虛寒者有腎氣虛損陰火上冲者有中氣不足脉虛數氣不相續而發呃者有陽明內實失下而發呃者有渴而飲水太過致水結胸而發呃者有傳經傷寒熱症誤用熱藥助起火邪痰火相傳而爲呃者劉宗厚云呃逆一症有虛有實有火有痰有水氣不可專作寒論內經治噦以草

刺鼻取嚏而已無息而疾迎引之立已大驚之亦可已

陳無擇又以噦爲欬逆東垣海藏以噦爲乾嘔皆謬也乾嘔無物之吐也非噦也欬逆嗽之甚者也非呃逆也許學士以噦爲呃逆叅之經旨的無可疑

一喘哮喛氣喘有虛實實者邪氣實也虛者正氣虛也實喘者氣長而有餘脉來滑數有力虛喘者氣短而不續脉來微弱無神此脉証之不同虛實之有明辦也哮者喉中聲响如水鷄聲凡遇天氣欲作雨時便發甚至坐卧不得飲食不通此肺竅中積有冷痰乘天陰寒氣從背自鼻而入則肺脹作聲或墭水傷肺氣喘不休有延

至終身不愈者亦有子母相傳者必須量虛實而治之若嗳氣經無明文有謂腹脹嗳氣者曰噫逆氣自下而上者亦曰噫噫者飽食之息卽嗳氣也多因胃虛火鬱留飲胸間或陰氣上逆擾陽陽不足以制化必作嗳或婦人性多鬱胸中氣緊連嗳數十聲不盡者嗳出氣心頭畧寬不嗳卽緊治療之法虛則補之熱則清之寒則温之氣則順之無遺義矣

一太息善悲短氣人有憂思則心系急急則氣道約約則不利故太息以伸出之善悲者由脾鬱不能顧子肺爲脾子肺主悲其在天爲燥在地爲金在志爲憂在聲爲

哭婦人臟燥喜悲善哭此其驗也短氣者言語無餘聲呼吸緊促是五藏皆有不足而大要多主於肺經云肺氣虛則肩背痛寒少氣不足以息故凡外而六淫五邪內而七情六欲皆足以耗氣短氣之人豈可不兢兢加謹乎

一瘧疾少陽症也少陽居半表半裏邪伏於此入與陰爭則寒出與陽爭則熱少陽之脉上頭角故偏頭痛其支者從耳後入耳中過小腸聽宮穴故耳聾又下胸中貫膈循脇裏故胸脇痛少陽爲甲木木病遷及於其所勝致脾胃不和作嘔胆味苦熱亦作苦故口苦淺則日作

深則間日在氣則早在血則晏仲景云瘧脉自弦弦數者多熱弦遲者多寒弦小緊者下之差弦遲者可溫之弦緊者可發汗針灸也浮大者可吐之弦數者風發也以飲食消息止之只此七言汗吐下和溫之法具備其他痺瘧溫瘧牡瘧瘧母四症要不外少陽求治耳靈素金匱之文具在惜無解人而會通其精義也其有熱多寒少心煩少睡者屬心名曰溫瘧有寒多熱少腰疼足冷者屬腎名曰寒瘧有先寒而後大熱咳嗽者屬肺名曰癉瘧有熱長寒短筋脉牵縮者屬肝名曰風瘧有寒熱相停嘔吐痰沫者屬脾名曰食瘧此五藏之瘧分始

巢氏病源後人謂其發明內經深信不疑而不知瘧邪不從臟發內經所無之理巢氏臆言之耳

一痢疾靈素謂之腸澼亦曰滯下多由感受風寒暑濕及飲食不節有傷脾胃宿積鬱結而成其症大便窘廹裏急後重至圊而不能便腹中疼痛所下或白或赤或赤白相雜或下鮮血或如豆汁如魚腦如屋漏水如塵腐色有下純黑者有下純紅者有大孔如竹筒直出者有飲食不下爲噤口痢有乍作乍止爲休息痢此爲感有輕重積有淺深症有順逆治分氣血丹溪謂白痢氣病由大腸來赤痢血病由小腸來赤白相兼氣血俱病通

考古今治痢者皆曰熱則清之寒則溫之初起熱甚則下之有表症則汗之小便赤澁則分利之此五者舉世信用奉爲準繩不知五法之中可用者一忌用者四倪氏發明四忌之義謂一忌溫補痢之爲病由濕熱蘊積膠滯於腸胃之中初病卽投溫補將邪氣補實腸胃之熱益熾內攻臟腑至於不可救療者比比然也一忌大下痢因邪熱膠滯腸胃而成與溝渠壅塞相似惟用藥磨刮疎通則愈若大下之譬如以清水蕩壅塞之渠塞必不可去徒傷胃氣損元氣而已追正傷邪盛飲食不進而成禁口鮮有不卽於危亡者也一忌發汗痢有身

發寒熱頭痛目眩者此非外感乃內熱熏蒸自內達外雖有表症實非表邪也若發汗則耗其正氣而邪氣得以肆行且風劑燥熱愈助熱邪表虛於外邪熾於內若此而生者幸而免爾一忌分利小便利小便治水瀉之良法也痢本因邪熱滯下津液枯澁而成復利其小水則津液愈枯澁塞愈盛遂至纏綿不已是則分利之過也學人知所忌則知所治矣灸家取穴乃引火化氣一法非若亂投熱藥以火救火至爛人腸胃而不顧也

一泄瀉卽古之所謂下利也丹溪云有濕有氣虛有痰火食積戴復菴云瀉水腹下痛者濕也飲食入胃輒瀉完

谷不化者氣虛也腹痛泄水腸鳴痛一陣瀉一陣者火也或瀉或不瀉或多或少者痰也腹痛甚而瀉瀉後痛減者食積也又濕多成五泄載云飧泄者水穀不化而完出濕兼風也溏泄者漸下污積粘垢濕兼熱也鶩泄者所下澄清冷小便清白濕兼寒也濡泄者體重軟弱泄下多水濕自甚也滑泄者久下不能禁固濕勝氣脫也又云飲食不化色黃者胃泄也腹脹滿泄注食卽嘔逆者脾泄也食已窘廹大便色白腸鳴切痛者大腸泄也溲而便膿血少腹痛小腸泄也裏急後重數至圊而不能便莖中痛者大瘕瀉也諸泄瀉小便不利者先分

利之若食積痛瀉必當先推蕩其食老人虛泄當益其脾病後作瀉宜調其胃求其所因而治之又不得謂諸瀉利之必利小便也

一黃疸症由濕熱薰蒸而成名分五疸症各不同一曰黃汗汗出染衣色如柏汁一曰黃疸身目皆黃便黃無汗一曰穀疸因飲食傷脾而得一曰酒疸因酒後傷濕而得一曰女勞疸因色慾傷陰而得總之不出陰陽二症陽症多實多熱陰症多虛多寒羅謙甫辨之詳矣

一消渴有上中下之分大渴引飲隨飲隨渴病在肺名曰上消多飲善飢不爲肌肉病在脾名曰中消小便黃赤

爲淋爲濁如膏如脂面黑目焦日漸消瘦病在腎名曰下消經曰二陽結謂之消又曰二陽之病發心脾其傳爲風消又心移寒於肺肺消者飲一溲二死不治心移熱於肺傳爲膈消勿泥丹溪五疸同治而不分辨也

一痰飲二者畧有不同飲由飲食停積其病全在脾胃痰則隨氣變化無處不有古人云痰生百病謂百病皆足以生痰非謂百病之由痰而生也故知痰之爲病不由一因有因外感而生者有因內傷而起者誠知外感者何氣迎其機而導之邪退則痰自平矣起於內傷者何病察所傷以調之氣化則痰亦化矣若見痰治痰而遺

痰消病自愈者則吾未之聞也

一不寐者有邪實內擾而神不安有正虛真陰不足而神不守舍病雖有不同惟邪正二字皆足以該之帝曰人之多卧者何氣使然岐伯曰此人腸胃大皮膚濕而分肉不解焉衛氣晝行於陽夜行於陰陽氣盡則卧陰氣盡則寤衛氣留久於陰故卒然多卧

一怔忡者心胸築築振動惶惶惕惕無時得安者是也驚者心忽外有所感動卒然而驚懊憹者鬱悶之貌情不舒暢憒然無奈比之煩悶而甚也悸者心有所恐時怯怯如人將捕之心虛胆怯之所致也若恐懼則與悸相

似而健忘則又爲心脾二經之不足矣夢魘者心腎不交精神散越宜滋養心腎自安

身部證治

胸滿

期門　至陽

胸背切痛

風門　期門　少府

胸脇支滿

俠溪

胸脇疼

膈俞　支溝　邱墟

胸膈痰壅

公孫

脇痛　奄奄欲絶此爲奔豚急以熱湯浸兩手足頻頻易之

氣海　關元　期門

陰竅

左脇積痛

肝俞　此穴若同命門一並灸兩目昏暗者可使復明

兩脇脹滿

胆俞　意舍　陰陵泉

腹硬

期門

龜背

肩中俞　腎俞　膏肓

曲池　合谷

鷄胸

中府　膻中　靈道

足三里

腰背重痛

腰俞　大腸俞　膀胱俞

身柱　崑崙

灸腰痛不可俯仰令患人正立以竹杖拄地量至臍中用墨點記乃用量脊中即於點處隨年壯灸之灸訖藏竹杖勿令人知

背上冷痛

神道

腰挫閃痛起止艱難

脊中　腎俞　命門

中膂內俞　腰俞

腰膝痠痛

環跳　崑崙　陽陵泉

養老

筋骨攣痛

三陰交　合谷

百節痠疼

陽輔

背心紅腫痛

肩井　肺俞　風門

五樞

臍下冷痛

氣海　膀胱俞　曲泉

繞臍痛　大腸病也

水分　天樞　三陰交

足三里

上氣胸背滿痛

肺俞　肝俞　雲門

乳根　巨闕　期門

梁門　內門　尺澤

脇肋脹痛

膈俞　章門　陽陵泉

邱墟

諸氣膈痛上氣不下

天突　亶中　中府

膈俞

虛勞

諸虛勞熱

氣海　關元　膏肓

足三里　內關治勞熱良

房勞

太谿

虛損

中極　大椎　肺俞

膈俞　胃俞　三焦俞

腎俞　中脘　天樞

氣海　足三里　三陰交

長強

崔氏四花六穴　凡男婦五勞七傷氣血虛損骨蒸潮熱咳嗽痰喘五心煩熱四肢困倦羸弱等症並治

第一次先取二穴令患人平身正立取一細繩約長三四尺者蠟之勿令伸縮乃以繩頭與男左女右足大拇指端比齊令其順脚心至後跟踏定却引繩向後

從足跟足肚貼肉直上至膝彎曲膕中大橫紋截斷
次令病者平身正坐解髮分頂中露頂路取所比蠟
繩一頭齊鼻端按定引繩向上循頭路項背貼肉垂
下至繩頭盡處以墨記之此非是灸穴別又取一小
繩令患者合口將繩雙摺自鼻柱根按定左右分開
比至兩口角如人字樣截斷卽將此繩展直取中橫
加於前記脊中墨點之上其兩邊繩頭盡處以墨記
之此第一次應灸二穴名曰患門
右法若婦人足小者難以爲則當取右臂自肩髃穴
起以墨記之伸手引繩向下比至中指端截斷以代

量足之法庶平得宜

第二次取二穴令患人平身正坐稍縮臂髆取一蠟繩繞項後向前雙垂頭與鳩尾尖齊雙頭一齊絕斷却翻繩頭向後將此繩中摺處正按結喉上其繩頭下垂脊間處以墨記之此非灸穴又取一小繩令患人合口橫量齊兩吻截斷還加於脊上墨點處橫量如前法於兩頭盡處點墨記之此是第二次灸穴卽四花之左右兩穴也　前共四穴同時灸之初灸七壯或二七三七以至百壯爲妙俟灸瘡將瘥或火瘡發時又依後法灸二穴

第三次取二穴　以第二次量口吻短繩於第二次脊
間墨點處對中直放務令上下相停於繩頭盡處以
墨記之此是灸穴即四花之上下兩穴也
右共六穴宜擇午日火日灸之後百日內宜慎房勞
思慮飲食適時寒暑得中將養調護若瘡愈後仍覺
未瘥依前再灸無不愈者故云累灸至百壯但骨脊
上兩穴不宜多灸凡一次只可三五壯多則恐人倦
怠若灸此六穴亦宜灸足三里瀉火方妙
愚按前法灸脊旁四穴上二穴近五椎心俞下二穴
近九椎肝俞崔不知穴名而但立取法蓋欲人之易

曉耳然稽脊背穴法則太陽二行者當去脊中各開二寸方得正脉乃可獲效用者仍宜審之

一法取手掌中大指根稍前肉魚間近內側大紋半指許外與手陽明合谷相對按之極痠者是穴此同長強各灸七壯甚妙

傳尸痨

第一代蟲傷心宜灸心俞穴並上下如四花樣　第二代灸肺俞四穴如前　第三代灸肝俞四穴如前　第四代灸陰俞四穴如前　第五代灸腎俞四穴如前　第六代灸三焦俞四穴如前

此癥五日輕五日重輕日其虫大醉方可灸又須誦蓮經並普庵咒鎮之

一法灸腰眼穴　其法令病人平眠以筆於兩腰眼宛宛中點二穴各灸七壯此穴諸書所無而居家必用載之云其法累試累驗主治癆瘵已深之難治者于癸亥日二更盡三更初令病人平眠灸三壯

一傳尸癆瘵以致滅門絶戶者有之此症因寒熱前作血凝氣滯化而爲虫內食臟腑每致傳人百方難治惟灸可攻其法於癸亥日二更後將交夜半乃六神皆聚之時勿使人知令病者解去下衣舉手向上略

轉後些則腰間兩旁自有微陷可見是名鬼眼穴即俗所謂腰眼也正身直立用墨點記然後上床合面而卧用小艾炷灸七壯或九壯十一壯尤好其虫必於吐瀉中而出燒燬遠棄之可免傳染此比四花等穴尤易且效穴在腎俞下三寸夾脊兩旁各一寸半以指按陷中

一法凡取瘵虫可於三椎骨上一穴並膏肓二穴各灸七壯然後以飲食調理方下取虫等藥

骨蒸寒熱夜熱

百勞　膏肓　肺俞

魄戶　脾俞　腎俞

四花穴　間使　足三里

虛怯飲食不化

膈俞　脾俞　胃俞

中脘　梁門　內關

天根　足三里

汗證

自汗

膏肓　大椎　復溜

盜汗

肺俞　復溜　譩譆瘧多汗亦灸

多汗少力

太橫

痼冷　此腎與膀胱虛寒也多灸愈妙

脾俞　神闕　關元

氣海此穴亦治陽脫

血症

虛勞吐血

上脘　肺俞　脾俞

腎俞　大陵　外關

咯血

風門

吐血

百勞　肺俞　心俞
膈俞　肝俞　脾俞
腎俞　脊骨　天樞
大淵　通里　間使
大陵　中脘　足三里

怒氣傷肝吐血

肺俞　肝俞　脾俞
腎俞　間使　足三里

衄血

上星 灸一壯即止一日七七壯少則不能斷根 囟會 亦如上星

風門　膈俞　脊骨

百勞　合谷　湧泉

一法于項後髮際兩筋間宛中穴灸三壯蓋血自此入腦注鼻中故灸此立止 即啞門穴

便血

中脘　氣海

上二穴灸脫血色白脉濡弱手足冷飲食少思強食即嘔凡大便下血諸治不效者但取脊骨中與臍相

平須按脊骨高突之處覺痠疼者是穴方可于上灸
之不疼者非也灸七壯卽止如再發卽再灸七壯永
可除根

腸風

奇穴　其穴在脊之十四椎下傍各開一寸年深諸痔
灸之最效

尿血

膈俞　脾俞　三焦俞

腎俞　列缺　章門

大敦

鼓脹

千般鼓脹要先知　切忌臍高突四圍
肚上青筋休用藥　陰囊無縫不堪醫
背平如板終難治　掌上無紋有限時
五穀不消十日死　肚光如鼓療延遲
痰多氣短皆無藥　十个當知九个危
任使神醫難措手　勸君臨症識權宜

鼓脹灸治

太白　水分　氣海
足三里　天樞　中封

又法先灸中脘七壯引胃中生發之氣上行陽道

水腫

中脘　水分　水溝

合谷　足三里　神闕

氣海　膈俞　三陰交

石門　中極　曲骨

內關　陰市　陰陵泉

中封　太衝　照海

公孫

虛腫

解谿 復溜 公孫

石水

然谷 章門

血鼓

膈俞 脾俞 腎俞

間使 足三里 復溜

行間

單鼓脹

肝俞 脾俞 三焦俞

水分 公孫 大敦

腫滿難步

太衝　亦治虛勞浮腫　飛陽

脾虛腹脹

公孫　三里　內庭

腹中氣脹　此症飲食反多身形消瘦

脾俞　章門

積聚痞塊

久痞

中脘　章門　三焦俞

三陰交　內庭　幽門

上脘　脾俞　氣海

凡治痞者須治痞根無不獲效其法於十二椎下當脊中點墨爲記墨之兩旁各開三寸半以手揣摸自有動處卽點墨灸之大約穴與臍平多灸左邊或左右俱灸此痞根也或患左灸右患右灸左亦效

結積留飲

通谷　上脘　中脘

積氣上奔急廹欲絶

期門　天樞　梁門

奔豚氣逆痛不可忍

關元

肺積　名息奔在右脇下

尺澤　章門　足三里

心積　名伏梁起臍上上至心下

後谿　神門　巨闕

足三里

肝積　名肥氣在左脇下

肝俞　章門　行間

脾積　名痞氣横在臍上二寸

脾俞　胃俞　腎俞

通谷　章門　足三里

腎積　名奔豚生臍下或上下無時

腎俞　關元瘕癖　中極臍下積聚疼痛

湧泉

氣塊

脾俞　胃俞　腎俞

梁門　天樞　氣海

長桑君針積塊癥瘕先於塊上針之甚者又於塊首一針塊尾一針針訖灸之效

痞塊悶痛

大陵　中脘　三陰交

食積血瘕

胃俞　氣海　行間

心腹痛脹

九腫心痛

巨闕　靈道　曲澤

間使　通谷　穴在乳下二寸千金治心痛惡氣上脇痛急灸五十壯

鬼擊心痛欲絕

支溝　又急灸大拇指足甲男左女右三壯

肺心痛　卧若伏龜

大淵　尺澤　上脘

亶中　胸痺痛　又治心痛灸虎口白肉際各七壯

脾心痛　痛如針刺

內關　大都　太白

足三里　連承山　公孫

肝心痛　色蒼蒼如死狀終日不得休息

行間　太衝

腎心痛　悲懼相控

太谿　然谷

胃心痛

巨闕　大都　太白

足三里連承山

胃脘痛

膈俞　脾俞　胃俞

內關　陽輔　商邱

心脾脹痛

上脘　中脘　脾俞

胃俞　腎俞　隱白

足三里

腹中脹痛

膈俞　脾俞　胃俞

腎俞　大腸俞　中脘 脾寒

水分　天樞　石門 心下堅滿

內關　足三里　商邱 脾虛

小腹脹痛

三焦俞　章門　三陰交

足三里　邱墟　太白

行間　氣海 治臍下三十六疾小腹痛欲死者灸之即生

噎症

膈噎

膻中 奇經任脉穴　中脘 奇經任脉穴　膏肓 灸百壯 足太陽經穴

內關 手厥陰經穴　食倉 卽胃倉 足太陽經穴　足三里 足陽明經穴

心兪 足太陽經穴　膈兪 足太陽經穴　脾兪 足太陽經穴

天府 手太陰經穴　乳根 足陽明經穴

憂噎

心兪 足太陽經穴

思噎

天府 手太陰經穴　神門 手少陰經穴　脾兪 足太陽經穴

勞噎

膈兪 足太陽經穴　勞宮 手厥陰經穴

氣噎

膻中 奇經任脉穴 天突 奇經任脉穴 膈俞 足太陽經穴

脾俞 足太陽經穴 腎俞 足太陽經穴 乳根 足陽明經穴

關衝 手少陽經穴 足三里 足陽明穴 大鍾 足少陰經穴

解谿 足陽明經穴

食噎

乳根 足陽明經穴

諸咳喘嘔噦氣逆

欬嗽

丹田 膻中 身柱

列缺　天突　俞府

華蓋　乳根　風門

肺俞　至陽

寒嗽

肺俞　膏肓　靈臺

至陽　合谷　列缺

天突　三里

熱嗽

肺俞　亶中　尺澤

太谿

咳嗽紅痰

列缺　百勞　肺俞

中脘

諸喘氣急

天突　璇璣　華蓋

亶中　乳根　期門

氣海

欬逆

膏肓　解谿　陰郄

哮喘　五哮中惟水哮乳哮酒哮爲難治

璇璣　華蓋　俞府

膻中　大淵　足三里

肩井治冷風哮有孕勿灸　肩中俞治風哮

小兒鹽哮

法於男左女右手小指尖上用小艾炷灸七壯無不除根未除再灸

久嗽不愈

將本人乳下約離一指許有低陷之處與乳直對不偏者名直骨穴如婦人即按其乳頭直向下看其乳頭所到之處即是直骨穴位灸艾三炷艾炷如赤豆大男灸

左女灸右不可差錯其嗽即愈如不愈其病再不可治

嘔吐不下食

膈俞　三焦俞　巨闕

嘔吐不思飲食

上脘　中脘

冷氣嘔逆

章門　大陵　尺澤

太衝　後谿 吐食

反胃

氣海　下脘　脾俞

膈俞　中脘　三里

胃俞　上脘　膻中

乳根　水分　天樞

大陵　日月嘔吐吞酸　意舍嘔吐吞酸

噦逆

腋下穴千金翼治噦噫膈中氣閉塞灸腋下聚毛宛宛中附肋處五十壯良效

中府　風門　肩井

承漿　膻中　中脘

期門　氣海　足三里

三陰交　乳根三壯火到肌卽定其不定者不可救也

乾嘔

胆俞　至陰　間使

霍亂逆冷

巨闕　中脘　建里

水分　承山　三陰交逆冷

照海　大都

霍亂轉筋

湧泉灸三七壯如不應灸足踵聚筋上白肉際七壯立愈　又法灸足外踝骨尖上七壯

夾脊穴　千金云令病者合面卧伸兩手着身以繩橫牽兩肘尖當脊間繩下兩旁相去各一寸半所灸百壯

霍亂吐瀉

中脘　天樞　氣海

凡霍亂將死者用鹽塡臍中灸七壯立愈又法灸肘尖骨罅中七壯

乾霍亂　卽俗所謂絞腸痧也急用鹽湯探吐并以細白

乾鹽塡滿臍中以艾灸二七壯效

噯氣

中脘

善太息

中封　商丘　公孫

善悲

心俞　大陵　大敦

玉英　膻中

氣短

大椎　肺俞　肝俞不語

內關　足三里　太衝

尺澤不語　天突　肩井

氣海陽脫

瘧

瘧疾

大椎　三椎　譩譆多汗

章門　環跳　承山

飛陽　崑崙　公孫

合谷

寒瘧

大溪　至陰　間使

久瘧

後溪　間使　百勞

中脘　脾俞　胃俞

少府　內關　足三里

曲池　陷谷　溫瘧　然谷

大陵

痎瘧痃癖

膈兪

痢

久痢

中脘　脾兪　天樞

三焦兪　大腸兪　足三里

三陰交

裏急後重

下脘　天樞　照海

赤白痢

長強　命門

泄瀉

久瀉滑脫下陷

百會　脾俞　腎俞

虛寒久瀉

關元　中極　天樞腹痛手足冷

三陰交腹滿　中脘

梁門　氣海手足厥冷

大瀉氣脫

氣海　天樞　水分水穀不分

脾泄色黑

脾俞

胃泄色黃

胃俞

大腸泄色白

大腸俞

小腸泄色赤

小腸俞

大瘕泄

天樞　水分　各三七壯

腎泄　夜半後及寅卯之間泄者

命門　天樞　氣海

關元

水漬入胃　名曰溢飲渴而飲水水下又泄泄又大渴

大椎　穴在一椎之上

腸鳴

神闕　陷谷　承滿

老人虛人泄瀉

神闕　關元　脾俞

大腸俞

黃疸

公孫　至陽　脾俞

胃俞

酒疸目黃面發赤斑

胆俞

女勞疸

腎俞

消渴

承漿　大谿　支正

陽池　照海　腎俞

小腸俞　手足小指穴 即手足小指尖頭

痰症

痰飲吐水

巨闕

痰火

百會　膏肓 發狂

陰症冷痰

氣海　三陰交

痰眩

中脘

傷酒嘔吐痰眩

率谷

顛狂癇痓驚悸不寐

顛狂

百會 人中 天窓狂邪鬼語

身柱 神道 心俞

筋縮 骨骶 章門

天樞 少衝女灸此 勞宮

內關 神門 陽溪

足三里　下巨虛　豐隆

衝陽男灸此　太衝　厲兌

前谷　後谿　燕口在口吻兩邊赤白肉際

足大指橫紋穴卒顛病灸兩腳大指聚毛中七壯

顛癇

神庭　身柱　靈道

金門　承命穴在內踝後上行三寸動脈中主治狂邪驚癇灸三十壯

申脈陽蹻穴晝發灸此　照海陰蹻穴夜發灸此

凡灸二蹻穴必先用藥下之否則痰壅殺人又云風癇可灸驚熱不可灸

風癇

百會　上星　身柱

心俞　筋縮　章門

神門　天井　陽溪灸此不必灸合谷

合谷灸此不必灸陽溪　足三里　太衝

狂言不避水火

間使　百會

暴瘂不能言　速灸臍下四寸并小便陰毛際骨陷中各灸七壯重者二七壯并手足中指頭盡處各灸三壯神效男灸左女灸右

五痓脊強

身柱 大椎 陶道

癲癇

靈道 少府

怔忡健忘不寐

內關 液門 膏肓

解溪 神門

好卧

厲兌

驚悸

膽俞 解溪

驚恐見鬼

陽谿

懊憹心悸

通里

心虛膽寒

少衝

痴呆

神門 心俞

夢魘鬼擊

人中　上星　水溝

鬼眼　秦承祖灸鬼法取鬼哭穴一名手鬼眼一名足鬼眼法以二拇指並縛一處須甲肉四處着火各灸七壯用治顛癎夢魘鬼擊並五癎癡呆及傷寒發狂等症皆效

凡夜夢魘死者皆由平日神氣不足致使睡卧神不守舍魂不依體凡魘者切不可執燈照之但向暗中呼其名卽醒　又法齧患人足大指甲側卽甦

又法用牙皂末吹入鼻中亦妙若經一二更者亦可灸之

又一法灸大敦穴七壯卽醒

神灸經綸卷之四

古歙吳亦鼎硯丞編輯

手足證畧

手足爲諸陽之本陽之氣主動以應天經曰天有十日人有手十指以應之天有十二行人有足十指莖垂以應之又曰足受血而能步掌受血而能握指受血而能攝故凡人之日用動作無不藉力於手足血氣盛者則健舉輕便血氣衰者則委頓沉重其中於病也或傷于風或傷於寒或傷于濕所傷之因有不同而手足上下之病亦有異經云風爲百病之長其變無常濕留關節令人四肢不仁風

邪從陽而親上濕邪從陰而親下惟陰寒之氣挾風濕而來因人之虛隙以乘之上下中外無定處故寒氣積而不瀉則溫氣去血凝濇脉不通手足爲之攣痛經所謂冬氣滿在四肢是也又肺心有邪其氣留於兩肘肝有邪其氣留於兩股脾有邪其氣留于兩髀腎有邪其氣留於兩膝此五臟有邪留爲手足之病而其要皆統于脾蓋脾主四肢脾脉太過爲病在外則令人四肢不舉脾藏在體爲肉形不足則四肢不用此可以驗脾之虛實而知手足致病之大畧也

一臂痛人皆謂風寒襲臂而然不知邪之所湊其氣必虛

宜分别经络而治之先令病者以两手伸直其臂贴身垂下大指居前小指居后其臂臑之前廉痛者属阳明经後廉痛者属太阳经外廉痛者属少阳经内廉痛者属厥阴经内前廉痛者属太阴经内後廉痛者属少阴经视其何经受病按经取穴以行灸法庶无南辕北辙之误若手肿痛或指掌连臂膊痛谓之手气或臂痛不举或疮毒仆伤皆是气血凝滞臂连肩背痠痛两手软痺由痰饮流入四肢又有血不荣筋而致臂痛者当养其血痛自止也又血燥筋挛遇寒则剧此肝气虚弱风寒客于经络故也若手足拘挛麻木又为脾肺气虧濕

邪不化以致此耳

一痺之爲言閉也經云風寒濕三氣雜至合而爲痺其風氣勝者爲行痺寒氣勝者爲痛痺濕氣勝者爲着痺其有筋脉肌皮骨五痺之目以明春夏四季秋冬五氣之所感受各主一臟也非三氣之外又別有此五症也所謂行痺者痛無定處俗名鬼箭風又名流火古云歷節風又曰白虎歷節風晝則靜夜則動其痛徹骨如虎嚙之狀風痺痛有定處或四肢拘攣關節疼痛名曰痛風着痺者麻木不仁素問云營氣虛則不仁衛氣虛則不用營衛俱虛則不仁且不用靈樞曰衛氣不行則爲麻

木東垣宗之以麻痺之症必補衛氣而行之景岳云治痺之法祗峻補其陰宣通脉絡不宜過用風燥之劑亦內經之旨也又風痺流行上中下三部乘人臟腑之虛與血氣相搏聚於關節而作痛若腿脚生瘡渾身搔癢是其人本血虛因風濕傷脾脾主肌肉肌肉腠理爲邪壅閉不得宣達而作癢此二者專主風濕而言然又有冷痺熱痺痿痺血痺胸痺胞痺腸痺周痺當詳症脉分別治之要不外劉李二氏所論一以攻邪爲主邪去則正氣自安一以補正爲要正復則邪氣自却當攻當補在執經者善行其權也

一腿叉風憎寒發熱或筋攣腫痛當陰股㧊間足厥陰之脉上膕内廉循股陰入毛中人有鬱怒肝氣積而不行下注于腿叉而作痛或風寒内犯肝腎陽氣留止亦有此症人多以為濕熱下流是知其一而不知其二也

一鶴膝風兩膝腫大胻腿枯細象如鶴膝之形俗謂之鼓槌風總不過風寒濕三氣之為病然腫痛必有邪滯枯細者必因血虛初起可用葱熨消法久宜養氣滋血為主再視其外症何如兼治之可也

一足發熱多屬陰虛如腎水虧耗脛膝痠軟而足熱肝血不足筋脉隱痛而足熱脾陽下陷腹脹腿痠而足熱虛

勞之人每有此症然亦有濕熱下注壅遏營衛常行之道兩不相下其氣蒸騰而發熱是又不可視爲陰虛而一例治之也

一脚氣之疾東垣謂實水濕之所爲也初竟卽灸患處二三十壯以道引濕氣外出遂不至成大患按古無是名稱自晉蘇敬始其頑麻腫痛者卽經所謂痺厥也痿軟不收者卽經所謂痿厥也其衝心者卽經所謂厥逆也自東垣發寒濕濕熱之論後李泥之遂成南北二派不知人在氣交之中正變邪感何地不然非南人不患北病北人不患南病也在善治者察明經絡所起復審六

氣中何氣當之如病者頭痛目眩項强腰脊身体經絡外踝之後循京骨至小指外皆痛太陽經症也如翕翕寒熱呻欠口鼻乾腹脹髀膝臏中循胻外𦢊下足跗入中指内間皆痛陽明經症也如口苦上喘脇痛面垢体無光澤頭目痛缺盆并腋下如馬刀腫自汗振寒發熱胸中脇肋髀膝外至胻絶骨外踝及諸節指皆痛少陽經症也如腹滿夾咽連舌系急胸膈痞滿循胻骨下股膝内前廉内踝過核骨後連足大指之端内側皆痛太陰經症也如腰脊痛小指之下連足心循内踝入跟中上腨内出膕中内廉股內皆痛上冲胸咽饑不能食面

黑小便淋閉欬唾不已善恐心惕惕如人將捕之小腹不仁者難治此少陰經症也如腰脇偏疼從足大指連足趺上廉上膕至內廉循股環陰抵小腹夾臍諸處脹痛兩脚攣急嗌乾嘔逆洞泄厥陰經症也以上六經各隨其氣所勝者而調之庶無有悞

一痿症又名軟風手足痿軟而無力百節緩縱而不收經分五藏之熱名病其所屬皮毛筋肉骨五痿是也肺熱葉焦則皮毛虛弱急薄着則生痿躄心氣熱則下脉厥而上上則下脉虛虛則生脉痿肝氣熱則胆泄口苦筋膜乾筋膜乾則筋急而攣發爲筋痿脾氣熱則乾而渴

肌肉不仁發爲肉痿腎氣熱則腰脊不舉骨枯而髓減發爲骨痿此五痿者經從臟氣所要者各舉其一以爲例會而通之則五勞五志六淫盡得成五臟之熱以爲痿也丹溪會合經旨謂瀉南方則肺金淸而東方不實何脾傷之有補北方則心火降而西方不虛何肺熱之有誠爲治痿之大法又諸痿之病未有不因陽明虛而得者治痿獨取陽明確有眞見外此無餘義矣

一轉筋病仲景謂其臂脚直脉上下行微弦足太陽之下血氣皆少則善轉筋踵下痛又云諸筋者皆屬於節又云肝血虛筋無所養轉結而痛此與傷寒異也夫傷寒

霍乱者其本在於陽明胃經也陰陽反戾清濁相干上下相離營衛不能相維故轉筋攣痛經絡乱行暴熱吐瀉中焦衛氣所主也有從標而得之者有從本而得之者有從標本而得之者六經之變治各不同察其脉色知犯何經隨經標本各施其治則撥乱反正之功可收效於須臾之頃也

手足證治

肩臂冷痛　凡人肩臂冷痛者每遇風寒肩上多冷或日須熱手撫摩夜須多被擁蓋庶可支持此以陽氣不足氣血衰弱而然若不預爲之治恐中風不遂等症由此而成也須灸肩髃二穴方免此患蓋肩係兩手之安否環跳係兩足之安否此不可不灸輕者七壯風寒甚者十四壯或分二三次報之但不可過多恐臂細也若灸環跳則四五十壯無害

又法灸膏肓　肩井

臂痛不舉

肩井　肩髃　曲池

淵液　曲澤臂肘攣痛　後溪項強肘痛

大淵手腕痛　陽谷手膊痛

手臂紅腫

液門　中渚

受濕手足拘攣

曲池　尺澤　腕骨

外關　中渚　五虎在手食指無名指指背間本節前骨尖上各一穴握拳取之主治手指拘攣

臂腕五指疼痛

腕骨　支正

四肢麻戰踡攣

中渚

五痹

曲池　外關　合谷

中渚　膏肓　肩井

肩髃

上中下三部痹痛

足三里

冷痹

陽陵泉

足痺不仁

腰俞　懸鍾　濕痺趾疼同治

手背癰毒

中渚

渾身搔癢麻痺

風市　懸鍾

腿叉風

腎俞　環跳　陽陵泉

懸鐘　崑崙

膝風腫痛

足三里　陽陵泉　陰陵泉

太衝　崑崙

足發熱

湧泉　然谷

膝脛冷痛

曲泉　厲兌

膝臏腫痛

厲兌　此穴合隱白治夢魔

脚氣　忽覺有蟲自足心行至腰中卽暈絶久方甦醒此

眞脚氣也初覺卽宜灸

足三里　懸鍾　絶谷

風市　肩井　陽陵泉

陽輔　崑崙　照海

太衝

白虎歷節風

風市　此穴在膝上七寸外側兩筋間　又法令正身平立直隨兩手着腿當中指頭盡處陷中是穴灸三五壯

玉龍兼陰市能治脚膝乏力

兩足轉筋

陽陵泉　承山　邱墟

三陰交　照海

脚踝內筋急灸內踝四十壯
外筋急灸外踝四十壯

腿膝冷痹鶴膝風

陽陵泉　環跳　風市

濕痛兩腿瘡癢

血海

寒濕筋攣疼痛

環跳　風市

痿症

湧泉 陰谷 陽輔

足內廉腫痛

肩井 三陰交 大敦

足腕腫痛

解谿 邱墟

寒濕脚瘡

取足跗上三寸許足腕正中陷處是穴灸七壯神效此

穴當即是解谿穴 照海

手足逆冷

大都

仆傷肘背痛

肩井　　陽池

足腨腫不得履地

崑崙

二陰症畧

夫二陰者所以通水道傳糟粕爲地道之要會也經曰濁陰出下竅下竅者下焦之竅也凡人飲食入胃其精氣先輸脾歸肺上行春夏之令以滋養周身乃清氣爲天者也升已而下輸膀胱行秋冬之令爲傳化糟粕轉味而出乃濁陰爲地者也人能順四時之氣起居有時以避寒暑飲食有節及不暴喜怒以順神志常欲四時均平而無偏勝則安不然外感六氣之淫内動五志之火則大小便不通或不禁遺精濁淫諸淋痔疝之症作矣分列各條于後

一夢遺精滑丹溪分爲二症謂夢與鬼交爲夢遺不因夢感而自遺者爲精滑其實總爲一遺精也戴氏云遺精得之有四有用心過度心不攝腎以致失精者有因思色欲不遂致精失位輸瀉而出者有色欲太過滑泄不禁者有年壯氣盛久無色欲精氣滿溢者其所由不同其狀亦不一也考古治夢遺方屬鬱滯者居大半是又不專主於固澀也如果腎虛精滑宜治以補澀若屬鬱滯宜治以通利如濕熱內蘊當從脾胃酌治如慾火大熾思想無窮當從心治醫家大法總不外此數者審而用之可也

一白濁之症經所謂思想無窮入房太甚發爲白淫又脾移熱於腎出白二者皆隨溲而下也又有濕痰流注者有胃中濁氣下流滲入膀胱者丹溪謂赤濁者爲心虛有熱由思慮而得之白濁者爲腎虛有寒因嗜慾而得之又曰赤屬血因小腸屬火故也白屬氣由大腸屬金故也靈樞謂中氣不足溲便爲之變必先補中氣使升舉之而後分其臟腑氣血赤白虛實以治方得經旨

一精冷無子何以明之有稟受先天北方寒水之氣腎臟常冷而不溫雖當壯盛之年亦隨肝陽鼓動而施泄然氣體本寒如春行冬令萬物不得遂其生此不可以法

治有勞傷少陰之臟真陽失守寒氣留止所藏之精故無冲和生化之氣可用矣法以散寒助煖則陽施陰化自得其平易曰男女搆精萬物化生男女者乾坤之道也乾以中爻之坤而成坎坤以中爻之乾而成離坎爲水離爲火水中得火而既濟之象成焉若火獨炎上水獨潤下水火不交則爲未濟何生化之有靈樞曰兩神相搏合而成形常先身生是謂精精冷者腎氣虛寒也

一淋症大綱有二一曰濕脾受積濕之氣小便黃赤甚則淋一曰熱風火鬱於上而熱其病淋是也分而言之有石淋小便下如沙石有勞淋勞倦卽發有血淋心主血

氣通小腸熱甚則搏於血脉血得熱則流行入胞中與溲俱下有膏淋肥液若脂膏又名肉淋有氣淋胞內氣脹小腹滿出少善數尿有餘瀝有冷淋冷氣客於下焦邪正交爭滿于胞內水道不宣先寒戰然後便數成淋李者能識其大綱悉其條目淋之爲病無遁情矣又有胞痹者經云小腹膀胱按之內痛若沃以湯澁於小便上爲清涕此因風寒濕邪氣客於胞中則氣不能化出故胞滿而水道不通症似淋而非淋也

一二便之病皆由於氣邪氣實則秘塞不通正氣虛則遺泄不攝如大便秘者有風秘冷秘氣秘熱秘有老人津

液乾燥及婦人分產亡血或發汗利小便病後氣血未復皆能作秘潔古云藏府之秘不可一槩治療仲景云脉有陽結陰結者其脉浮數而能食不大便者陽結也脉沉遲而不能食身体重大便反硬陰結也東垣云陽結者散之陰結者熱之如腹中積痛亦陰結也故灸法爲宜小便不通者東垣云皆邪熱爲病分在血在氣而治之如渴而不利者熱在上焦肺分不渴而小便不通者熱在下焦血分內經云無陽則陰無以生無陰則陽無以化又云膀胱者州都之官津液藏焉氣化則能出矣丹溪用吐法以提其氣氣升則水自降亦取其氣化

而已又三焦者決瀆之官水液出焉灸家治小便不利但取三焦穴不取膀胱也遺尿者心腎氣虛陽氣衰冷致令膀胱失傳送之度溺出不自覺也經云膀胱不約爲遺溺又謂督脉生病肝所生病皆遺溺以二經循陰器繫廷孔病則營衞不至氣血勞劣莫能約束水道之竅故遺失不禁也若遺溺偏墜乃肝腎之病也尿血精出又兼心肺之症總之二便爲病多由脾胃不能轉輸寒熱虛實臟腑相干各有所因宜考諸明論而細爲分辨也

一疝病睾丸脹痛及少腹足厥陰經之病也經云任脉爲

病男子内結七疝女子帶下瘕聚又督脉生病從少腹上冲心而痛不得前後爲衝疝又曰脾傳之腎病名曰疝瘕又三陽爲病發寒熱其傳爲㿗疝又邪客于足厥陰之絡令人卒疝暴痛靈樞曰足陽明之筋痛爲㿉疝腹筋急足太陰之筋病陰器紐痛下引臍兩脇痛足厥陰之筋病陰器不用此靈素言疝各從諸經脉所生張仲景言皆由寒邪得之後人更立七疝之名曰寒水筋血氣狐㿗是也分言病狀各立方主治可謂詳且盡矣然此統言兩丸俱病又有偏一者不可不明夫人有兩腎其左腎屬水水爲血屬統納左之血者肝木之職故

諸寒收引則血泣所以寒血從而歸肝下注于左丸其右腎屬火火爲氣屬統納右之氣者肺金之職故諸氣憤鬱則濕聚所以濕氣從而歸肺下注于右丸且睪丸所絡之筋非盡由厥陰而太陰陽明之筋亦入絡也常見人偏患于左者則痛多腫少偏于右者則痛少腫多此其驗也

一前陰痛經云太陰司天濕氣下臨腎氣上從陰痿氣衰而不舉陰痿者皆耗散過度傷于肝筋所致經謂足厥陰之經其病傷于內則陰痿不起是也又云足厥陰之筋傷于熱則縱挺不收傷于寒則陰縮入治在行水清

陰氣是也莖中痛者是厥陰經氣滯或寒濕凝聚或濕熱下注或血虛脹痛或氣虛隱痛當視其所以而觀其所由若病淋作痛又當別論

一痔漏多由酒色過度濕熱充乎臟腑溢于經絡下墜穀道之左右衝突爲痔久不瘥变爲漏也內經所謂因而飽食經脉横解腸澼爲痔又謂少陰之復爲痔又督脉生病癃痔巢氏有五痔之論謂肛邊生鼠奚出在外時時出膿血牡痔也肛邊腫生瘡而出血者牝痔也肛邊生瘡痒而復痛出血者脉痔也肛邊腫核痛發寒熱而血出者腸痔也因便而清血隨出者血痔也又有酒痔

肛邊生瘡亦有血出有氣痔大便难而血出肛亦出外良久不收諸痔皆由氣血勞損久成痔漏至若潰出黃水則又爲濕熱矣更宜於東垣方論求之　秘傳痔漏隔礬灸法皂礬一斤用新瓦一片兩頭用泥作一壩先以香油刷瓦上焙乾却以皂礬置瓦上煆枯爲末穿山甲一錢入紫罐內煆存性爲末木鱉子亦如前法煆過取末二錢五分乳香沒藥各一錢五分另研右藥和匀冷水調量大小作餅子貼瘡上用艾炷灸三四壯灸畢就用熏洗藥先熏後洗日六三五日後如前法再灸以瘥爲度　熏洗方皂礬如前製過約手規二把知母末

一兩貝母末一兩葱七莖先用水煎葱三四沸傾入瓶內再入煎藥令患者坐瓶口上熏之待水温傾一半洗患處留一半俟再灸復熱熏洗以瘥爲度

一脫肛症久利產婦小兒老人多有此疾產婦用力過度久利氣血下陷小兒氣血未充老人氣血已衰故肛易出不得約束禁固也肛門爲大腸之候肺與大腸相爲表裏肺臟蘊熱則閉氣虛則脫當審其因以治之

二陰症治

夢遺精滑鬼交

春秋冬三時可灸

膏肓　腎俞灸隨年壯　命門遺精不禁五壯立效

白環俞　中極　三陰交

中封　然谷　三里

關元　氣海　大赫

精宮　丹田

失精膝腫冷痛

曲泉

白濁

脾俞　小腸俞　氣海

章門　關元　中極

精冷無子

腎俞

淋痛

列缺　中封　膈俞

肝俞　脾俞　腎俞

氣海　石門血淋　間使能攝心包之血

三陰交勞淋　復溜血淋　湧泉血淋

尿血精出

列缺

遺尿偏墜

少府

小便不通利

三焦俞　小腸俞　三陰交

中極兼腹痛　中封　太衝

至陰

大小便不通

大腸俞　膀胱俞

大便秘結腹中積痛

章門　巨闕　太白

支溝　照海　大都

神闕　入臍中灸三五壯　鄖臍中用包豆爲餅填

小便失禁

氣海　兼小兒遺尿　關元　陰陵泉

大敦　行間

大腸下氣

百會

胞痺　小腹膀胱按之內痛若沃以湯澁於小便上爲清

涕脉宜大而實忌虛小而澁

三陰交

疝氣

大敦　肩井癩疝　章門

氣海　歸來　衝門

關元主癩疝偏大灸百壯　帶脈　會陰

三陰交肝脾　大溪寒疝　太衝

隱白脾疝　承漿　築賓

湧泉　然谷　水道

陷谷　曲泉癀疝

足大指爪甲穴　並足合兩拇指爪甲以一艾炷灸兩爪端方角上七壯治癩疝陰腫大效

手小指端　治癩疝灸七壯左灸右右灸左

足大指本節間　治癩卵疝氣灸三壯

足大指內側去端一寸白肉際灸隨年壯甚驗若雙癩灸兩處

陰腫欲潰　灸足大拇指本節橫紋中五壯一云隨年壯

闌門　在陰莖根兩旁各開三寸灸二七壯治木腎偏墜　一法於關元旁相去各三寸青脉上灸七壯

一法令病人合口以草橫量兩口角爲一摺照此再

加二摺共爲三摺屈成三角如△樣以上角安臍中
心兩角安臍下兩旁當兩角處是穴左患灸右右患
灸左左右俱患卽兩穴俱灸艾炷如麥粒十四壯或
三七壯卽安

陰痿
命門　腎俞　氣海
然谷　陽谷

陰挺
曲泉　太衝　然谷
照海

陰縮

中封

莖中痛

列缺 行間 陰陵泉

痔漏

命門 腎俞 長強 五痔便血最效灸隨年壯

三陰痔血 承山久痔 陽谷

太白

凡痔疾腫大熱甚者先以槐柳枝煎湯乘熱熏洗過後

用壯盛男子飽下頭垢捏成小餅約厚一分置痔上又

切獨蒜片厚如錢者置垢上用艾灸二七壯或三七壯無不消散　又法單用生姜切薄片放痔痛處用艾炷於姜上灸三壯黃水即出自消散矣若有二三個者依前逐個灸之神效

脫肛

百會　三壯　此屬督脉居巔頂爲陽脉之都綱統一身之陽氣凡脫肛皆因陽氣下陷經云下者舉之故當藉火力以提之則脾氣可升而門戶固矣小兒亦然

胃俞　長強

又有洞瀉寒中脫肛者灸水分百壯内服溫補藥自

愈

少腹外腎痛

邱墟

婦人證畧

婦人之病與男子同惟調經種子胎前產後與男子異其同者已具見于各條其異者自當別爲表著易曰一陰一陽之謂道乾道成男坤道成女男秉乾道之陽其性剛而明女秉坤道之陰其性柔而晦故其生病也大半由于七情鬱結中氣不能舒暢氣不舒則血遂不能循行無滯氣血交病因致月事失常崩帶癥瘕之病作衝任之脉有傷生化之機日薄是故苗而不秀秀而不實甚至終身不孕者有之而且積憂生熱積熱生痰延及虛勞者有之沈謐云婦人女子之病常浮于男子什九

其喜怒哀樂發而中節者寡欲診問而識所因蓋亦難矣經曰怒則氣上喜則氣緩悲則氣消恐則氣下寒則氣收熱則氣泄驚則氣乱勞則氣耗思則氣結九氣不同百病皆生于氣女子善怄氣病爲多氣病而血未有不病者今特取婦科之要者數則詳述于後

一月經不調血結經閉岐伯曰女子二七腎氣盛齒更髮長而天癸至任脉通太衝脉盛月事以時下月者以三旬一見以象月盈則虧也經常也行有常期而不失其候也內經曰飲食入胃遊溢精氣上輸于脾脾氣散精上歸于肺通調水道下輸膀胱水精四布五經並行東

垣先生所謂脾爲生化之源心統諸經之血誠哉是言也竊謂心脾和平則經候如常苟或七情內傷六淫外侵飲食失節起居失宜脾胃虛損心火妄動則月經不調矣如經行頭暈肝傷風動也經乃欲行腹中絞痛者血澁也夫經水陰血也屬衝任二脈上爲乳汁下爲月水內經云二陽之病發心脾有不得隱曲故女子不月其傳爲風消又曰月事不來者胞脈閉也薛立齋云女子不月有因脾虛而不能生血者有因脾鬱傷而血耗損者有因胃火而血消爍者有因脾胃損而血少者有因勞傷心而血少者有因怒傷肝而血少者有因腎水

不能生肝而血少者有因肺氣虛不能行血而閉者治宜察脉辨症各隨其所因而調之經所謂損其肺者益其氣損其心者調其營衛損其脾者調其飲食適其寒溫損其肝者緩其中損其腎者益其精是也

一婦人血崩證狀非一所感亦异經曰陰虛陽搏謂之崩又云陽絡傷則血外溢陰絡傷則血內溢產實分陰崩陽崩受熱而赤謂之陽崩受冷而白謂之陰崩薛氏云有因脾胃虛損不能攝血歸源或因肝經有火血得熱而下行或因肝經有風血得風而妄行或因怒動肝火血熱而沸騰或因脾經鬱結血傷而不歸經或因悲哀

大過胞絡傷而下崩治療之法當各隨其經之所病東垣丹溪諸先生云凡下血證須用四君子以收功斯言厥有旨哉

一淋帶赤白經曰任脉爲病男子內結七疝女子帶下瘕聚又曰脾傳之腎名曰疝瘕小腸寃結而痛出白一名曰蠱所以爲帶下寃結也產寶帶下三十六疾乃十二癥九痛七害五傷三固謂之三十六病也陳自明云婦人帶下其各有五因經行產後風邪入胞門傳于藏府而致之肝病色如青泥心病色如紅津肺病形如白涕脾病形如爛瓜腎病黑如衃血人有帶脉橫于腰間病

生于此故名爲帶然亦不全拘于帶脉徐用誠先生云白屬氣赤屬血東垣先生云血崩久則亡陽故白滑之物下流亦有濕痰流注下焦或腎肝陰淫之濕勝或驚恐而木乘土位濁液下流或思慕爲筋痿症之所受不同而治亦各異也崔氏四花穴治赤白帶如神撮要取中極白環俞各灸十五壯腎俞灸隨年壯海藏謂帶病太陰主之灸章門穴麦粒大各三壯神效

一婦人癥瘕多屬血病癥者堅也堅則難破瘕者假也假物成形古人有五積六聚七癥八瘕之名內外所感不同治法亦當以類相從蟲者虫病也血病也雖內外所

感其積于腹中與藏氣搏結乃成龍蛇魚鱉等物自有活性故名曰蠱非鼓脹無物空空之謂也當須識此經云氣主噓之血主濡之若血不流積凝而爲瘕也瘕者中雖硬而忽聚忽散多因六淫七情飲食起居動傷臟腑而成當與痃癖諸症同治慎勿妄傷元氣

一婦人不孕多因七情所傷致使血衰氣盛經水不調或前或後或多或少或色淡如水或紫如血塊或崩漏帶下或肚腹疼痛或子宮虛冷皆不能受孕經云衝爲血海任主胞胎二經受病其在女子爲不孕故凡女子之孕育以血爲主血不能自生而又以氣爲主欲求種子

之法亦惟以培補命門顧惜陽氣清心寡欲使氣血充和不求子而得子乃天地自然之道也

一婦人屢墮胎者必以氣脉虧損而然而虧損之由有禀質之素弱者有年力之衰殘者有憂怒勞苦而困其精力者有色欲不慎而盗損其生氣者此外如跌撲飲食之類皆能傷其氣脉氣脉有傷而胎可無恙者非先天最完固者不能而常人則未之有也且懷胎十月經養各有所主一月形如露珠乃太極動而生陽天一生水謂之胚足厥陰肝脉主之經水卽閉飲食稍异二月如桃花瓣乃太極靜而生陰地二生火謂之脤足少陽胆

脉主之若吐逆思食名曰惡阻有孕明矣或偏嗜一物一臟之虛如愛酸物乃肝經只能養胎而虛也三月如清涕先成鼻與雌雄二器乃分男女手厥陰心胞相火所主胎最易動四月始受水精以成血脉形象手足順成手少陽三焦脉所主五月始受火精筋骨四肢已具毛髮始生足太陰脾脉所主六月始受金精以成筋耳目皆成足陽明胃脉所主七月始受木精以成骨遊其魂能動左手手太陰肺脉所主八月始受土精以成皮膚九竅皆成遊其魄能動右手手陽明大腸脉所主九月始受石精百節畢備三轉其身足少陰腎脉所主十

月神氣備足乃足太陽膀胱脉所主惟手少陰太陽無所主者專主之官無爲而已凡墮胎多在三五七月必當審察所由而預防之

一胎漏有母氣壯盛蔭胎有餘而血之溢者此不必治有父氣薄弱胎有不能全受而血之漏者此胎陽本虧而生子必萎小當助其胎不必治其漏他如怒動肝火脾虛不能攝血或血熱氣滯或脾腎兼虛三焦氣血俱虛或勞倦傷而動血或偶因傷觸動血或衝任氣虛不能約制血滑易動者病各有所主也

一婦人轉脬由脬爲熱所逼或忍小便俱令水氣廹于脬

屈辟不得充張外水應入不得入內溲應出不得出內外壅滯脹滿不通故爲脬轉其狀少陰急痛不得小便甚者至死不可治妊娠轉胞者因胎長逼迫于胞胞爲所逼而側令人數溲胞卽膀胱也轉胞與子淋不同小便頻數點滴而痛爲子淋頻數出少而不痛爲轉胞間有微痛終與淋異

一產難橫生以兒方轉身產母用力逼之太早故致兒身未順而先露手臂但令母安然仰卧穩婆以手徐推兒臂下体令其正直復以中指摸其肩弗使臍帶攀繫卽生一法令產母仰卧以小針刺兒手脚心三五次用塩

擦之手腳卽縮上轉身而生

一產後諸症多屬于虛然亦有不虛者有全實者不可因丹溪之論執一不化陳自明云產後惡露不止因傷經血或內有冷氣而藏府不調故也薛立齋云有肝氣熱而不能主血者有肝虛不能藏血者有脾虛不攝血胃氣下陷不能統血脾經鬱熱而血不歸源怒動肝火而血妄行肝經風邪而血沸騰又有氣血俱虛者治勿拘泥又如產後昏暈古人多云惡露乘虛上攻不知此症有二一曰氣脫因產時去血過多眼閉口開手冷六脉微細是也一曰血暈本由氣血所致然亦有血壅痰盛

形氣脉氣皆有餘胸腹脹痛上衝此血逆症也若胞衣不下亦有二端一因氣血虛弱不能傳送而別無痛脹但助其氣血卽下一因血入胞中脹大而不能下以致心腹脹痛喘急急宜用藥散血消脹胎衣自下又法以本婦頭髮撓入喉中使之作嘔則氣升血散胞軟亦自落矣

一婦人乳疾乳汁乃衝任氣血所化故下則爲經上則爲乳若產後無乳由于氣血之不足或肥胖婦人痰氣壅盛乳滯不行乳腫者因兒吮乳爲口氣所吹致令乳汁不通壅結腫痛不急治之多成癰腫謂之吹乳或因無

兒飲乳或兒弱飲少餘乳蓄結作脹或婦人血氣方盛乳房作脹以致腫痛憎寒壯熱不吮通之必致成癰乳癰一症屬胆胃二府熱毒氣血壅滯故初起腫痛發於肌表或發寒熱或憎寒頭痛煩渴引冷至數日之間膿成潰竅稠膿湧出膿盡則愈若氣血虛弱久不收斂則难治

一婦人陰挺是因胞絡傷損或因分娩過勞或因鬱熱下墜或因氣虛下脫陰中突出如菌如芝或挺出數寸痒痛牽引腰腹大都房室過度淫慾不遂多致此症治以升補固陰為主又婦人夜夢顛倒與鬼交通由于藏府

空虛陽神不守故鬼氣得以乘之其狀不欲見人如有晤對時獨言笑或時悲泣是也又婦人遺尿乃心腎之氣傳送失度之所爲也故有小便澁而流者有失禁而出不自知者有產理不順致傷膀胱遺尿無時又有胞寒藏冷而遺尿不禁治宜審察勿損眞陰此皆婦人之病之大畧也

婦科證治

血結月事不調

氣海　中極　照海

經閉

腰俞　照海

血崩不止

膈俞　肝俞　腎俞

命門　氣海　中極 下元虛冷 白濁

間使　血海　復溜

行間　陰谷　通里

淋帶赤白

腎俞　血海　帶脈

中封　三陰交　中極 白帶

氣海　腎俞　命門

神闕　身交 在少腹下橫紋中　交儀 在內踝上五寸

營池四穴 在內踝前後兩邊池上脉　漏陰 在內踝下五分微動脉上

癥瘕

胃俞　脾俞　氣海

天樞　行間　三焦俞

腎俞　子宮　子戶

中極　會陰　復溜

不孕

三陰交　血海　氣海

命門　腎俞　中極

關元　陰廉　然谷

照海　胞門在關元左邊二寸子藏門塞不受精妊娠不成

氣門在關元旁三寸

一法灸神闕先以淨乾鹽填臍中灸七壯後去鹽換川椒二十一粒上以薑片蓋定又灸十四壯灸畢即用膏貼之艾炷須如指大長五六分許

胎屢墮

命門　腎俞　中極

交信　然谷

產難橫生

三陰交　合谷

一治橫逆難產危在頃刻符藥不靈者灸至陰穴三壯炷如小麥下火立產其效如神穴在右脚小指爪甲外側尖上

產後惡露不止

中極

產後無乳

前谷

胎漏下血

氣門　穴在關元旁三寸灸各百壯

轉胞腰痛

十七椎穴　灸五十壯

欲絶産

臍下二寸三分灸三壯或至七七壯即終身絶孕

欲取胎

肩井　合谷　三陰交

産後血暈

、支溝

乳癰膺腫

乳根

乳腫

少澤　臨泣

行經頭暈少腹痛

內庭

婦人蠱病

公孫氣蠱　太溪水蠱　行間血蠱

內庭食蠱

陰挺癢痛

少府　曲泉

繞臍疞痛

氣海　關元

胞衣不下

三陰交　此穴同合谷針之下胎最速　崑崙

婦人遺尿

横骨　當陰門灸七壯

夜夢交感

三陰交　灸五壯男女同治

小兒證畧

病之最難治者莫如小兒小兒口不能言古人謂之啞科凡一切疾痛痾癢莫由達之醫人醫者以意消息其表裏虛實則誠有難然者也然最易治者亦莫如小兒小兒藏府雖脆弱固易受病却是一片天真之氣全無七情六欲其中病也必先見于形色觀色之晦明卽可知其寒熱又必發于聲音審其聲之宏細卽可知其虛實又水鏡訣有三關脉辨色以驗五藏醫者心誠求之果能得其虛實取效甚速此又治之易也錢仲陽小兒脉訣云弦急氣不和沉緩爲傷食促急是虛驚風浮冷

沉細消息得其端脉亂者不治又全幼心鑑有按骨端法介賓以強弱緩急四脉驗小兒病最爲得要思其難以圖其易則難者不難視爲易不識其難則易者不易常見世俗時醫執守數方以爲的將小兒之病以作射的之矢其中我力也不中尔命也嗟乎何其輕嘗淺試忍心夭折一至于此吳中葉氏有諷切之言謂近時俗醫所用藥餌不分氣血陰陽初則疏散繼爲清解未從消導盡此不效別無方法托言服藥已疲且緩藥數日待其自愈倘有變症希企掩飾而已更有病家延集多醫以爲合謀商酌必然穩妥不知築室道旁雜無成見

內有稍通道者主立一方衆醫傳視僉曰正合吾意或加一味或減一味虛應在事之情迫藥不中病輩相推諉或僥倖成功各誇己能並不識在經在絡湯藥亂投即病家亦不知誰咎誰功妄加毀譽此等風氣開自庸醫富室而醫事幾爲若輩壞矣予亦有醫願數則附錄于後以明醫道實爲軀命所關絲毫不可率畧而小兒尤必加謹焉

一驚風有急慢二症急驚之候壯熱痰壅竄視反張搐搦顫動牙關緊急口中氣熱頰赤唇紅飲冷便結脉浮洪數此肝邪有餘而風生熱熱生痰痰熱客于心膈間則

風火相搏故其形症急暴陽症也實症也當先治其標後治其本慢驚之候多由吐瀉因致氣微神緩昏睡露睛痰鳴氣促驚跳搐搦或乍發乍靜或身凉身熱或肢體逆冷或眉唇青赤面色淡白但其脉遲緩或見細數此脾肺氣虛肝邪無制因而侮脾生風故其形氣病氣俱不足陰症也虛症也當專顧脾胃以救元氣若慢脾之症由慢驚之後吐瀉損脾面赤額汗舌短頭低眼合不開睡中搖頭吐舌頻嘔腥臭噤口咬牙床手足微搐或身冷或身溫或四肢冷脉沉微此病傳已極總歸虛處惟脾所受若逐風無風可逐療驚無驚可療于此不

審其因泛用祛風化痰之劑則促其危矣又撮口臍風由胎中受熱或初生不愼風寒遂致聚唇撮口眼閉口噤啼聲如鴉或聲不能出或舌上如粟或口吐白沫或痰鳴氣喘甚者舌強面青腹脹青筋吊腸牽痛七日內病者百無一生百日內病甚者亦多不治若因風動入臍或冷氣傳于脾絡以致前症者口內有小泡急掐破去其毒水以艾灸臍中亦有得生者治法多端無如灸法神妙

一龜背者因小兒初生客風吹脊入于骨髓小兒元氣未充腠理不密易爲風邪所乘或痰飲蘊結風熱交攻亦

致此症鷄胸者由肺熱脹滿攻于胸膈或乳母多食五辛熱物及兒食宿乳而成錢仲陽云肺主氣實則悶亂壅迫干胸間乃成鷄胸之症

一小兒羸瘦肚大多屬疳症如手足極細項小骨高尻削體痿腹大臍突號哭胸陷是爲丁奚如虛熱往來頭骨分開翻食吐虫煩渴嘔噦是爲哺露又腦後項邊有如彈丸按之轉動軟而不痛其內有虫不速針出則內食藏府肢體癰疽便利膿血壯熱羸瘦頭露骨高是爲無辜疳若見白膜遮睛或瀉血而瘦此爲肝疳又名筋疳亦名風疳錢仲陽云小兒諸疳皆因脾胃虧損內亡津

液虛火妄動或乳母六淫七情飲食起居失宜致兒爲患又因食積腹大多緣脾胃陽氣不足虛寒作脹東垣云寒脹多熱脹少若脾胃不虛則運化以時何致腹膨脹大此崇本之論非一家言也

一泄瀉霍亂由于六淫外侵調護失常乳食不節有冷有熱有食積三者之不同也冷者脾胃虛寒水穀不化小便白而大便青或如糟粕手足厥冷或兼外感風寒內傷生冷身體乍涼乍熱面黑氣喘者不治熱者脾胃有濕大便黃而小便赤口乾煩渴四肢溫煖亦有兼暑受熱而作吐瀉者若唇深紅內熱大甚不退者不治食積

者因傷食過度脾胃積滯腹脹發熱吐如酸醋氣瀉如敗卵臭此其候也揔之吐瀉不止臟氣日衰多成慢驚之症可不慎乎若霍亂與吐瀉又稍有不同霍亂之來暴而疾吐瀉之症徐而緩或以寒凉傷胃或犯時氣陰濕或因飲食失宜皆能致之醫者當此緊要關頭不可無定見

一小兒夜啼有脾寒有心熱如夜屬陰陰勝則脾藏之寒愈感脾爲至陰喜温而惡寒寒則腹中作痛故曲腰而啼其候面青白手腹俱冷不思乳食是爲脾寒亦曰胎寒若見燈愈啼者心熱也心屬火見燈則煩熱内生兩

陽相搏故仰身而啼其候面赤手腹俱煖口中氣熱是也究其所自多由心氣之不足或觸犯禁忌狀若鬼祟者亦有之

一小兒心脾有熱舌下有形如小舌者名曰重舌舌腫硬不柔和者名木舌若舌下有紫脉牽絆不語啼哭名絆舌用布針刺脉上數針即愈

一小兒語遲錢氏云心之聲爲言小兒數歲不語由妊母卒有驚動邪乘兒心致心氣不足故不能言也有禀父腎氣不足者有乳母五火遺熱閉塞氣道者有病後津液内亡會厭乾涸者亦有脾胃虛弱清氣不升而言遲

者宜隨經用治

一小兒口轉屎氣經云受穀者濁受氣者清清者注陰濁者注陽清者上出于肺濁者下出于胃清濁相干命曰亂氣故宜上者反下宜下者反上此不獨小兒爲然凡肺胃傷冷陰陽淆亂者多致此病小兒臟腑脆弱宜溫而不宜寒若乳母喜食寒凉寒氣流入乳中小兒吮食不得下化並胃中積濁轉逆而作屎氣非若胃熱口臭之冲人鼻也

一陰腫疝氣多由寒邪所鬱陰囊偏墜腫痛不可忍或小腹痛引腰脊攣曲身不能直卒然腫痛或坐地多時或

邪氣外襲亦有爲虫蟻吹者皆得以致此

一癲癇病錢仲陽云小兒發癇因血氣未充神氣未實或爲風邪所傷或爲驚怪所觸亦有娠姙七情驚怖所致如面赤目瞪吐舌嚙唇心煩氣短其聲如羊者曰心癇面青唇青兩目上竄手足攣掣反折其聲如犬者曰肝癇面黑目振吐涎沫形体如尸其聲如猪者曰腎癇面如枯骨目白反視驚跳反折摇頭吐沫其聲如鷄者曰肺癇面色痿黃目直腹滿自利四肢不收其聲如牛者曰脾癇凡有此症先宜看耳後高骨間先有青脉紋抓破出血可免其患此皆元氣不足之症也又有驚癇心

神恍惚或語言鬼神喜笑不休有風癇怵惕怔忡痰涎泄瀉有食癇脾土虛弱飲食停滯夜多漩溺若眼直目牵口噤涎流肚膨筋搐背項反張腰脊強勁形如死狀終日不醒則為痊矣

一痞氣在腸胃之外膈膜之間非可以消伐推蕩而去總由飲食不節脾胃傳化不及則胃絡所出之道漸有留滯日以益大因成痞矣或感寒發熱熱後胃氣未清不自知戒口腹則食以邪留最易成痞治此者不識從胃氣推求則痞未消而元氣已憊矣

瘈者筋脉拘急瘲者筋脉張縱也素問云心脉急甚者

瘈瘲脾脉急甚者亦爲瘈瘲靈樞云心脉滿大癇瘈筋攣肝脉小急亦癇瘈筋攣有風熱有虛寒經云肝主筋而藏血血虧陽火熾盛筋無所養多致此病營分因寒傷筋爲拘急小兒吐瀉後脾胃虧損與夫陽氣脫陷者亦多患之人有忽得痴呆者失志之病也憂思過甚志不能轉移心神因之失守心胞之絡氣結痰凝故冥頑不靈又有夢魘鬼擊者由于心志不交心藏神腎藏志人寐納氣于腎腎有所恐則精却却則上焦閉閉則肝之魂肺之魄化變百出而爲邪魘鬼擊氣不得升呼不得出甚則一夜數發虛人小兒多有之靈樞淫邪發夢

篇可參攷焉

一癲狂風癇五癎瘈瘲各有不同難經曰重陰者顛重陽者狂狂爲痰火實甚顛爲心血不足脉經曰陰附陽則狂陽附陰則顛顛者或狂或愚或歌或笑或悲或泣如醉如痴言語有頭無尾穢潔不知積年累月不愈俗呼心風此志願高大而不遂所欲者多有之狂者病發之時猖狂剛暴如傷寒陽明大實發狂駡詈不避親䟽甚者登高而歌棄衣而走踰垣上屋非力所能或與人語所未常見之事如有邪依附者是也風癇者由熱甚而風燥發則昏不知人眩仆倒地不省高下甚而瘈瘲抽

掣目上視或口目喎邪或口作六畜之聲時發時止與痓病相似然痓病身強直反張如弓不如癇之身輭也夫痓者卽後人誤爲痓病也仲景云身熱足寒頸項強急惡寒時頭熱面赤目赤獨頭動搖卒口噤背反張者是也太陽病發熱無汗反惡寒者名曰剛痓太陽病發熱汗出名曰柔痓所謂剛痓者爲中風發熱重感于寒而得之所謂柔痓者爲太陽發熱重感于濕而得之後人方論乃以無汗爲表實有汗爲表虛不思濕勝者自多汗出治者誤爲表虛而行溫補能不重增大筋之熱歟

一雀盲晝視通明夜視罔見因禀陽氣衰弱遇夜陰盛則陽愈衰故不能見物也

一口噤不吮乳因初生試口不淨惡穢入腹則令腹滿氣短不能吮乳或爲風寒所侵眼閉口噤啼聲漸小或不能出聲或口吐白沫或脣緊撮口或吼氣喘急喉痰潮响甚者舌強面青腹脹青筋吊腸牽痛百日内病甚者多不治

一小兒脫肛瀉血巢氏云實熱則大便閉結虛寒則肛門脫出多因吐瀉脾氣虛肺無所養故大腸之氣虛脫而下陷又脾胃有傷營衛虛弱諸經之血行失常道故下

爲瀉血若臟腑撮痛亦主于脾胃經云痛者陰也又曰痛者寒氣多也雖謂多由積滯然脾胃不虛則運化以時何有積滯若胃氣無傷而腹中和煖則必無留滯作痛是痛者多由乎虛寒也

小兒證治

急慢驚風

百會　水溝　合谷

大敦　行間　囟會

上星　率谷　尺澤慢驚

間使　太衝　印堂灸三壯炷如小麥

撮口臍風

然谷

一法以艾小炷隔蒜灸臍中俟口中覺有艾氣即效

凡臍風症必有青筋一道自下上行至腹而生兩岔即

灸青筋之頭三壯若見兩岔即灸兩處筋頭各三壯十

治五六否則上行攻心不救

慢脾風

脾俞

龜背

肺俞

雞胸

乳根

羸瘦骨立

百勞　胃俞　腰俞

長強

食積肚大

脾俞　胃俞　腎俞

泄瀉

胃俞　水分　天樞

神闕　腹痛乳利甚妙

霍亂

水分　轉筋　外踝尖上三壯

夜啼心氣不足

中衝

瘖眼

合谷

重舌

行間

氣弱數歲不語

心俞

口中轉屎氣　因母食寒涼所致

中脘　灸九壯大人十四壯

陰腫

崑崙

疝氣

會陰　大敦

五癇　先怖恐啼叫乃發

前頂　灸頂上旋毛中炷如麥大三壯及耳後青絡脉　長强

囟會　巨闕　章門

天井　內關　少衝

風癇　先出手指如數物狀乃發也

灸髮際宛宛中三壯　神庭　治吐舌角弓反張

猪癇　病如尸厥口吐青沫作猪聲

巨闕　灸三壯　百會

神門

羊癇 目瞪舌吐作羊聲

百會 神庭 心俞

肝俞 天井 神門

太衝

馬癇 張口搖頭身反折作馬鳴

百會 心俞 命門

神門 僕叅 太衝

照海

牛癇 善驚反折手掣手搖

大杼　鳩尾尖下五分灸三壯不可多

雞癇　張手前仆提住即醒

申脉

驚癇如狂　灸炷如小麥大三壯

金門　僕參　崑崙

神門　解谿

痞氣

中脘　章門　臍後脊中七壯

雀目　夜不見物

灸手大指甲後一寸內廉橫紋頭白肉際各一炷如小

遂大

口噤不吮乳　初生七日內得此症是客風中臍循流至

心脾二經遂使舌強唇撮

承漿穴在唇稜下　頰車穴在耳下曲頰骨後　以上二穴各灸七壯

唇緊

灸虎口男左女右七壯又兼承漿三壯

吼氣

灸無名指頭二壯

脫肛瀉血臟腑撮痛不可忍

灸百會二壯

外科證畧

夫人之有生死主于氣血榮枯人之有疾病由于氣血之失其常度故癰疽之發或由氣熱傷血或由血熱傷氣總之經絡阻隔血氣凝結然亦有陰症陽症表裏虛實之不同經云五藏菀熱癰發六府又云六府不和留結爲癰又云諸痛癢瘡皆屬于心肺乘肝則爲癰腎移寒于肝癰腫少氣脾移寒于肝癰腫筋攣此皆藏府之變又不專主于熱專屬于外也集驗云癰疽之名雖有二十餘症而其要有二陰陽而已發於陽者爲癰爲熱爲實發于陰者爲疽爲冷爲虛故陽發則皮薄色赤腫高

多有椒眼數十而痛陰發則皮厚色淡腫硬如牛頸之皮而不痛又有陽中之陰似熱而非熱雖腫而實虛若赤而不燥欲痛而無膿既浮而復消外盛而內腐陰中之陽似冷而非冷不腫而實赤微而燥有膿而痛外雖不盛而內實煩悶陽中之陰其人多肥肉緊而內虛陰中之陽其人多瘦肉緩而內實而又有陽變而爲陰者草醫凉劑之過也陰變而爲陽者大方熱藥之驟也然陽變陰者其症多猶可返于陽故多生陰症變陽者其症少不能復爲陰矣故多死然間有生者此醫偶合于法百中得一耳薛立齋云癰疽有五善七惡飲食如常

動息自安一善也便利調匀或微見乾澁二善也膿潰腫消水漿不臭內外相應三善也神彩精明語聲清亮肌肉好惡分明四善也體氣和平病藥相應五善也七惡者煩燥時嗽腹痛渴甚眼角向鼻瀉利無度小便如淋一惡也氣息綿綿脉病相反膿血既泄焮腫尤甚膿色臭敗痛不可近二惡也目視不正黑暗緊小白睛青赤瞳子上視睛明肉陷三惡也喘粗短氣恍惚嗜卧面青唇黑便污未潰肉黑而陷四惡也肩背不便四肢沉重已潰青黑筋腐骨黑五惡也不能下食服藥而嘔食不知味發痰嘔吐氣噎痞塞身冷自汗耳聾驚悸語言

顛倒六惡也聲嘶色敗唇鼻青赤面目四肢浮腫七惡也症見五善病在腑者輕症見七惡病在臟者危凡五善之中見一二善症瘡可治也七惡之內忽見一二惡症宜深懼之太抵虛中見惡症者不可救實症無惡候者自愈臨症之時最宜詳細明察須分經絡部分血氣多少腧穴遠近有宜內治者有宜外治者元戎云自外而入者不宜灸自內而出者宜灸外入者托之而不內內出者接之而令外故經云陷者灸之灸乃從治之意凡瘡瘍初起七日以前即用灸法大能破結化堅引毒外出移深就淺功效勝于藥力惟頭為諸陽所聚艾炷

宜小而少若少陽分野尤不可灸灸之多致不救亦有因灸而死者葢虛甚孤陽將絕其脉必浮數而大且鼓精神必短而昏無以抵當火氣宜其危也又精要云腦爲諸陽之會頸項近咽喉腎俞爲致命之所俱不可灼艾苟不知宜忌一槪混施非徒無益而反害之瘍醫雖屬外科然其觀色脉辨陰陽晰經絡分虛實未有不精乎內而能明乎外者也

外科證治

一切瘡毒大痛或不痛或麻木如痛者灸至不痛不痛者灸至痛其毒隨火而散此從治之法也有回生之功法用大蒜頭去皮切三文錢厚安瘡上用艾炷於蒜上灸之三壯換蒜復灸未成者卽消已成者亦殺其大勢不能爲害如瘡大用蒜搗爛攤患處將艾鋪上燒之蒜敗再換如不痛不起發不作膿或陰毒尤宜多灸而仍不痛不起發不作膿者不治此氣血大虛之候也

發背

心俞　委陽（一曰在尻臀下一寸六分大腿上有縫）

騎竹馬灸法　主治一切癰疽惡瘡發背婦人乳癰

法用薄篾一條以男左女右手臂腕中自尺澤穴橫紋量起至中指端盡處截斷爲則却用竹扛一條令病者脫去上衣正身騎定使兩人前後扛起令病人脚不著地仍令二人扶之勿使傴僂搖動却將前所篾量從竹扛坐處尾骶骨下着扛量起貼脊直上至篾盡處用墨點記此非灸穴更用薄篾量手中指同身寸二寸平於脊中墨點處各開一寸是穴灸五七壯一曰疽發於左則灸右發右則灸左甚則左右皆灸蓋此二穴乃心脉所過之處凡癰疽皆心火留滯

之毒灸此則心火流通而毒散矣起死回生之功屢試屢效

左右搭手兼灸會陽

腦頂後疽　一名天疽俗名對口

男左女右脚中指下俯面第三紋正中用蘄艾灸七壯

乳癰疽岩　乳氣　乳毒　侵囊　近膻中者是

肩髃　靈道　温溜　小人七壯大人二七壯

足三里　條口　乳癰　下巨虛　各二七壯

肺癰

膻中　肺俞　支溝

大陵　腎俞　合谷

大淵

項上偏枕

風門灸二七壯

玉枕發　生腦後髮際中腫起引鼻閉塞

風府穴在項後入髮際一寸灸三七壯

項疽　生於項中當脊不能回顧

天宗在肩胛骨下有陷處灸七壯

疔瘡

用大蒜爛搗成膏塗疔四圍留瘡頂以艾炷灸之以爆為度如不爆難愈宜多灸至百餘壯無不愈者

鼻疔 生于鼻內痛引腦門不能運氣牙閉不開鼻大如瓶色黑者不治

腕骨 穴在掌末側陷中灸七壯壯如菉豆大

黑疔 生耳中赤腫連腮

後溪 穴在手小指外側本節後捏拳橫紋盡處灸七壯

頰疔 生面頰骨尖高處發時寒戰咬牙口不能開

外關

注節疔 生指節縫中腫痛連肘臂

合骨

合疔 一名虎口發有小黑泡起大指節尾中

內關 間使

鬢疽

伏兔

唇疽

犢鼻

牙疽

外踝尖上灸三壯炷如菉豆大

痳疽 生耳下半寸形如鷄子膿長流經年不瘥

天井穴在肘外一寸灸三七壯

透腦疽 生當鼻上如鷄子堅硬按痛連心

中都

對口疽 生項後

神門

虎口疽 生承漿內

後項

發疽 生當背脊外兩旁堅赤而腫近膏肓穴

心俞

背疽症不一有背氣發 蓮子發 荷葉發 脊發

當觀其色赤腫痛易治又須得月令生身則吉

春黃夏黑不治如得月令急以騎竹馬法灸之須服

乳香托裏散

菉豆粉一兩 乳香五錢研細 甘草浸湯調下二錢專托毒氣不使入心再用

國老膏

大粉草五兩 剉細用長流水浸一宿慢火磁器內濃煎去滓再煎如飴糖每服一二匙用無灰酒調下候利爲度良久焮腫漸漸消去視其漸消第三日便安矣但灸瘡焮發異常內如蟲行形狀流出清水四五日方定仍服

五香連翹飲

沉香 木香 丁香 乳香另研 連翹 升麻 射干

木通　生黃芪　大黃署炒　粉草　獨活五錢　麝香二分

桑寄生一錢五分　共十四味除麝香一味餘皆入銀器內

煎好再下麝香和勻溫服能疏散欝毒之氣

救膜護心丸

白礬一兩生研　黃蠟五錢溶化入礬和勻急手丸如梧子大每服十丸或米飲或酒下未破皆效

此表裏內外相須調治大可活人功效匪淺

臀疽　生十四椎兩旁

合陽

附骨疽　生腳外魚肚上一云環跳穴痛恐生附骨疽也

大陵　懸鐘　崑崙

兌疽 生臂上兌肉端

神門

穿骨疽 生手掌後三寸兩筋間大如雞子堅如石按痛至骨

神門

樂疽 生臂內堅如鷲子按之痛徹骨時惡寒

腋門

髎疽 發于肩腋相連腫

會宗

魚肚疽一名蛇頭疔 發于手中指中節令人寒戰咬牙

合谷

心疽　當心兩乳之中先熱後寒赤腫引背痛

陰谷

咬骨疽　生于裹股無形作痛蓋毒氣在骨中所發

陰包在膝上四寸兩筋中灸三七壯

痃疽　生陰器之右連陰子腫者痛引兩脇

蠡溝

坐馬疽　生陰前後中間在右名下馬癰在左名上馬癰

在內尖頭者名鸛口疽

用前隔蒜灸法宜先服護心散以防火氣入內

淵疽　發于肋下一竅有聲如嬰兒泣用膏藥或紙貼之

則不能出聲

陽陵泉

腿骨疽　發於大腿之側痛甚微骨皮膚不腫不赤

絶骨

陰疽　在內股其形長濶二寸許下易治上難治其色微

赤痛甚曲膝不能屈伸

商邱

腹疽　生于臍下横而微腫痛甚牽引脊背

箕門

穿踝疽　生內踝骨中發腫內外痛甚不能行動

隱白

魚口疽　發于少腹之下腿根之上摺紋縫中 一名便毒又名血疝

隱白

喉癰　生咽喉之下赤腫連喉痛甚不能飲食

少衝

臑癰　生臂上連肩青腫長而堅者

少海

肘癰　生肘尖上不能舒伸令人肩背痛

間使

石榴癰　發于臂上各經俱有先腫後皮翻開無法可治

惟用菊花湯洗淨又用菊花燒灰同輕粉和勻敷之

天井

胸癰　生兩乳中上二寸其症頭痛心虛體倦其色赤腫

郄門

脇癰　發于右脇下長五寸許濶三寸微腫寒戰小腹痛

衝門

氣癰　生胸間乳上三寸赤腫痛甚

靈道

赫癰　生臍旁大如瓜凸出如瘦瘤

陰谷　築賓

胃癰　生于左者名胃口疽生于右者名胃口癰

曲池　　　　　　內關

腎癰　自腎俞穴起

會陽

幽癰　生臍下五寸大如鵞子令人寒戰咬牙痛連兩脇

築賓

褌襠癰　生于陰器之底近肛邊陰子腫赤痛連腰背

三陰交

手背癰

中渚

瘰癧

間使灸五壯左灸右右灸左 外關灸三壯同治結核 天井灸五壯

內服養營湯其癧自消惟一二个不消者用癩蝦蟆

一个剥去皮蓋瘰癧上用艾灸七壯立消

蜂窠癧 自左邊起簇皆出膿

肩髃 曲池 此二穴乃治癧之秘法也

天池 天井 三間

錐銳癧 自右邊生起

肩髃 曲池 天井

盤蛇癧 延頸生者

肩尖 即肩髃 肘尖 即曲池 人迎

肩外俞 天井 騎竹馬灸三七壯

瓜藤癧 胸前生者

肘尖 少海 騎竹馬灸

馬刀癧 腋下生者

淵腋 支溝 外關

足臨泣 頭腋俱治 間使 治生耳後入髮際微腫硬如石引頭痛 灸二七壯

凡瘰癧出于頰下及頰車邊者當于手足陽明經取穴治之然肩顒曲池二穴亦妙

合谷 足三里 以上感毒深者灸後再二三報之

隔蒜灸法　用獨蒜片從後發核上灸起至初發母核而止多灸自效

瘿瘤　男左灸十八壯右十七壯女右十八壯左十七壯

天突 治一切瘿瘤初起者甚妙　通天　雲門

臂臑　曲池 治血肉筋氣石耳後五瘿　中封 治氣瘿兼灸膻中七壯

大椎 頸瘿　風池　氣舍

臑會　天府　衝陽

身面贅疣

當疣上灸三壯即消亦有止灸一壯以水滴之自去

癮疹

曲池　陽谿　天井

瘡疥

風門　間使　合谷

大陵　胸前瘡疥

侵腦　在目銳眥穴中髮下一寸其症寒戰發熱雙目痛

支正

風眉　生兩眉間長如生瓜皮赤腫引兩目侵眉痛難忍

陽谷

馬口瘡　生于鼻下腫痛大如馬刀

郄門

魚腮　生耳下腮中發時連牙痛

四瀆

龍泉毒　生人中內

百會

眉風　生肩上青腫甚者痛連兩脇

肩貞

流注　生起于缺盆穴氣復合于天樞穴

梁邱

氣瘩　生腹皮裏膜外狀如覆杯

章門

鶴膝風　發於膝內股腫疼甚者見青筋引足心痛此症係二陰不足

三陰交　膝眼穴在膝下兩旁陷中

腋氣

凡腋氣先用快刀剃去腋毛乃用好定粉水調搽患處六七日後看腋下有一點黑者必有孔如針大或如簪脚即氣竅也用艾炷如米大灸三四壯永不再發

毒瘡久不收口

凡患癰疽潰後久不收口膿水不臭亦無歹肉者此因消敗大過以致血氣虛寒不榮肌肉治失其宜便爲終

身之患須内服十全大補湯等藥外用大附子以温水泡透切作二三分厚置漏孔上以艾灸之或以附子爲末用唾和作餅灸之亦可隔二三日再報之不三五次自然肌肉長滿而宿患平矣

黄蠟灸法

先以濕麵隨瘡疽腫根作圈高寸餘實貼皮上如井口形勿令滲漏圈外圍布數重防火氣烘膚圈内鋪蠟屑三四分厚次以銅漏杓盛桑木炭火懸蠟上烘之令蠟化至滚再添蠟屑隨添以井滿爲度皮不痛者毒淺灸至知痛爲度皮痛者毒深灸至不知痛爲度去火杓即

噴冷水少許于蠟上俟冷起蠟蠟底之色青黑此毒出之徵也如漫腫無頭者亦以濕紙試之於先乾處灸之初起者一二次即消已成者二三次即潰不斂四圍頑硬者即于瘡口上灸之蠟從孔入愈深愈妙其頑腐瘀膿盡化收斂甚速

豆豉餅灸法

癰疽發背已潰未潰用江西淡豆豉爲末量瘡大小黃酒合作餅厚三分置患處灸之餅乾再易一餅如已有瘡孔勿覆孔上四布豉餅列艾其上灸之使微熱勿令肉破如熱痛急易之日灸三度令瘡孔出汗即瘥

蠐螬灸法

疳瘻惡瘡諸藥不驗者取蠐螬剪去兩頭安瘡口上以艾灸之七壯一易不過七枚無不效者

神燈照法

方用　硃砂　雄黃　血竭　沒藥各二錢　麝香四分

共爲細末每用三分紅綿紙裹藥搓撚長七寸麻油浸透用火點着離瘡半寸許自外而內周圍徐徐照之火頭向上藥氣入內毒氣隨火解散自不致內侵臟腑初用三根漸加至四五根候瘡勢漸消時仍照之但照後即用敷藥圍敷瘡根比瘡暈大二三分爲率瘡口用萬

應膏貼之如乾及有膿用豬蹄湯潤洗之如已潰大膿瀉時不必用此照法惟初起七日前後卽起發法能使未成者自消已成者自潰不起發者卽起發不腐者卽腐實有奇驗

桑柴火烘法

凡癰疽初起腫痛重若負石堅而不潰者用新桑樹根劈成條或桑木枝長九寸劈如指粗一頭燃着吹滅用火向患處烘片時火盡再換每次烘三四枝每日烘二三次以知熱腫潰肉腐爲度此古法也但桑柴火力甚猛宜于未潰之先可以生發陽氣速潰速腐若已潰之

後或瘡口寒或天氣寒或肌肉生遲者亦須烘之使肌肉常煖法以桑木燒作紅炭以漏杓盛之懸患上自四圍烘至瘡口或高或低總以瘡知熱為度每日烘後再換敷貼之藥蓋肌肉遇煖則生潰後烘法亦瘍科所不可缺也

硯丞醫願

人之有生稟受五氣養以五味徵爲五色發爲五聲五者相得氣血和平五者一失疾疢乃生由外之內感於六氣由內之外敗於七情補偏救弊醫擅其名醫者意也以意消息貴得精詳在經在絡明辨陰陽診視眞確始可立方勿期倖中淺試輕嘗兢兢業業謹誌弗忘順逆偶失過責誰當緬古名醫洞見五臟剖腹湔腸極形無倘多出神奇理明義暢非謂萬病盡可生全膏肓骨髓視之瞭然慨夫晚近風氣寖薄冬不潛陽雷電閒作未春先榮未秋先落根淺幹柔花嬌實剝其在於人質鮮古樸朝夕營營聲色

利貸仁厚少存神氣蕭索殀折匪天本根先斲我心鑒此游藝醫林會以儒理出以佛心叅形合數援古證今七方十劑運用時欽究慚淺學是用規箴

本願五則

一拙性耽閒散且有希夷先生之癖時或懶于酬應故不敢懸壺以完吾璞

一診病必詳問病因參以色脉務得其表裏虛實不敢少存率畧

一立方不拘大小奇偶必法古而不滯于古務期當理中病

一用藥不取隱僻奇異之品用引不過借以引經不學時習多選新奇希貴之物以標異邀名作難文過

一病有萬變治亦有萬變非具聖明之質不能盡徹其微予或心有疑似即使就正明哲不敢苟且誤人

不治五則

一貪欲無度怪僻反常者不治

一有挾自任輕醫試藥者不治

一病家亂雜疑忌多端者不治

一家人怨詈與病人違忤者不治

一不守醫戒陽奉陰違者不治

凡此五者皆由人作苟自知所病不治亦治明者鑒之